ALFREDO BRAGA FURTADO

SAÚDE E VIDA EM CRÔNICAS

2019

Alfredo Braga Furtado

SAÚDE E VIDA EM CRÔNICAS

Belém-Pará-Brasil
Edição do Autor
2019

Projeto Gráfico: Alfredo Braga Furtado
Capa: Fernando Allan Delgado Furtado
Editoração Eletrônica: Alfredo Braga Furtado
Revisão: Fernando Allan Delgado Furtado.

Furtado, Alfredo. 1955-
Saúde e Vida em Crônicas /Alfredo Braga Furtado. Belém: abfurta-
do.com.br, 2019, 139 p.
ISBN: 978-65-80325-09-2.
    1. Crônicas. 2. Percepções. 3. Casos. I. Título.
                                        CDD-869.8992

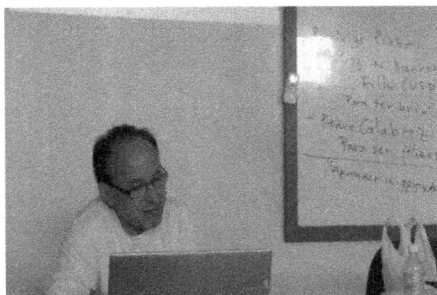

Alfredo Braga Furtado (foto by Cláudia Santo).

A RESPEITO DO AUTOR DESTA OBRA:

Alfredo Braga Furtado é doutor em Educação Matemática (Modelagem Matemática) pelo Instituto de Educação Matemática e Científica (IEMCI) da UFPA; possui mestrado em Informática pela PUC/RJ e especialização em Informática pela UFPA. É escritor, professor e palestrante. Áreas de interesse: Engenharia de Software, Educação Matemática, Gerência de Projetos, Empreendedorismo, Didática, Metodologia Científica, Literatura.

Aposentou-se como professor associado da Faculdade de Computação do Instituto de Ciências Exatas e Naturais da UFPA. Foi analista de sistemas da UFPA de 1976 a 1995. Foi professor da UFPA de 20/08/1978 a 21/02/2018.

Contatos: abf@ufpa.br, abf2000@uol.com.br, www.abfurtado.com.br.

A relação de obras do autor encontra-se nas últimas páginas do livro.

Para meu pai, Matheus (*in memoriam*)
Para minha mãe, Beatriz (*in memoriam*)
Para meus irmãos, Paulo, Matheus e Mariza
Para meus filhos, Alfredo André e Fernando Allan
Para ela.

Apresentação

Desde que comecei a escrever crônicas – isto teve início em 2009 com "Páginas Recolhidas" – venho tratando de saúde e de forma de vida em meus livros. O cronista não escapa do que lhe faz o cotidiano. Há vida a relatar, e há preocupações com a saúde para garantir a vida. Este é o assunto do livro. Reuni o que escrevi a respeito, mas há notas originais também. Portanto, trata-se de uma coletânea de crônicas que abordam assuntos relacionados à saúde, à manutenção da saúde, a valores da vida ou a nuances da vida.

Qual a receita das minhas crônicas? São textos curtos, concisos, em que busco a síntese sem perda de clareza. Resumidamente, as notas contêm pitadas de conhecimento, contextos dos quais se podem extrair conhecimento ou casos em que sobressaem situações que levam a conhecimento útil para a vida, ou para a saúde que garanta ou prolongue a vida.

As crônicas são parte pequena do que compõe a vida de uma pessoa comum. Alguns excertos do que vivi, vi, observei, e que considerei passível de registro por meio de uma nota concisa que, talvez, seja aplicável para alguém mais.

Vale o que escrevi em outros livros: como os tópicos são selecionados, como os assuntos são tratados, por que abordei estes e não outros temas? Não há um padrão. A rigor, o único critério que utilizo para decidir escrever é me chamar atenção.

O que está aspado abaixo foi extraído de outros livros de crônicas, em que explico como as crônicas (ou as microcrônicas) são escritas.

"Procuro exercitar a concisão nos textos. É idiossincrasia do nosso tempo que as coisas sejam breves. Sigo este lema. Por isso, os casos são contados sem palavras desnecessárias. Eu até poderia prolongar aqui e ali, antes do desenlace. Mas não me concedo esta liberdade para cumprir o propósito da brevidade. Na escrita, fujo dos clichês, tento (não sei se consigo) pôr umas pitadas de literatura, buscando construções pouco usuais".

"Em grande parte das vezes eu apenas proponho uma situação, sem extrair conclusões. Para que o leitor perscrute o sentido da nota, e daí tire suas conclusões".

Espero que haja algum proveito para a vida e a saúde do leitor, algum deleite. Havendo um ou outro, ou ambos, terei minha paga. Maior que qualquer outra.

Belém, 20 de fevereiro de 2.019.

Alfredo Braga Furtado

SUMÁRIO

CHÁCARA EM LUGAR ERMO

Colega se aposenta, e busca lugar afastado para morar, em município próximo a Belém. Depois de algum tempo de procura, compra uma chácara distante de barulho, com a intenção de viver tranquilamente os últimos anos, de plantar alguma coisa, e de observar a natureza em toda a sua complexidade e, ao mesmo tempo, em toda a sua simplicidade.

O preço é de ocasião; quase nenhum reparo por fazer no imóvel, que fica em estrada vicinal e sem vizinhança próxima. Ele muda-se imediatamente para lá com a mulher.

Consegue desfrutar por três meses a vida tranquila imaginada, até receber a visita inoportuna de ladrões, que já chegam de caminhão para levar os pertences de maior valor da casa.

Aí, só então, ele se dá conta de não ter analisado direito a viabilidade de seu sonho por todos os ângulos. Em especial, quando confrontado com o atual estágio civilizatório do país.

ESCULTOR?

Lembro meu pai me dando material necessário para o trabalho de escultor na sua oficina de marceneiro que ficava no fundo do quintal. Mas vi logo que arte não me aprazia pela inabilidade combinada com o pouco interesse pessoal em praticar. Em pouco tempo, ele percebeu que meu interesse maior era mesmo pelos estudos.

PRATICIDADE AMERICANA

Depois de visita aos Estados Unidos, colega conta que ficou admirado pela praticidade da vida americana. Os supermercados são abarrotados de produtos alimentícios de todo tipo, comidas prontas, semiprontas.

Para almoçar ou jantar, o americano não se aperta: é só pegar algum enlatado, uma garrafa com o molho preferido, em poucos minutos a comida (até deliciosa) está pronta para ser servida.

Elogiável a praticidade, mas é saudável? Há um preço a pagar por essa praticidade.

Há nutrólogos que dizem que existe diferença entre alimento e produto alimentício. O produto alimentício (de que estão repletas as gôndolas dos supermercados) é o que teve algum processamento industrial com adição de conservantes para garantir a permanência por seis meses, um ano, dois anos na prateleira. Já o alimento não passa por processo industrial, não contém substâncias conservantes, o valor nutritivo é mantido por poucos dias, e se não for consumido logo deve ser descartado.

Voltando à praticidade americana: os "fast foods" são exemplo. As empresas do ramo disputam quem entrega o produto para consumo pelo cliente em menor tempo depois do pedido. Chega a ser comido em pé, pois não está em questão apreciar o sabor do que se ingere. Não há tempo para isso. Aliás, o que conta é o tamanho do *fast food* e a quantidade de calorias: tudo para ser ingerido no menor tempo possível. Para que servem mesmo as papilas gustativas? Podem ficar inoperantes, não há problema.

Há um preço a pagar por essa praticidade, certo? Que é mais saudável: o extrato de tomate feito em casa pela "mamma" italiana ou aquele que foi produzido para ficar até dois anos na gôndola?

E este preço de certa forma, no caso americano, dá para perceber pela unidade de peso apropriada para grande parcela dos americanos de meia idade, múltipla do quilo. Refiro-me à arroba – medida de peso da época do Império, e que corresponde a 14,7 Kg. Já comentei isto em nota: impacta a quantidade de obesos que encontramos nas ruas americanas.

Nas minhas viagens aos Estados Unidos, até aderi ao modelo americano, mas louco para voltar à minha dieta de caboclo dócil, tomador de açaí, natural de Icoaraci, distrito de Belém.

Observando a vida americana, a praticidade que acho elogiável é a relacionada à produtividade: seja a capacidade de simplificar processos, seja a produção de ferramentas apropriadas para todo tipo de serviço manual, o que reduz a insalubridade, o esforço físico exigido e o tempo de execução das tarefas.

Quanto à praticidade que se leva à mesa, estou mais com os europeus que prezam os produtos feitos artesanalmente. Quem quiser que fique com seus "fast and junk foods".

ABJEÇÃO EM GRAU MÁXIMO

Vejo aqui na JP News de 4/1/2.019: mulher em estado vegetativo há 14 anos dá à luz no fim de dezembro de 2.018 na clínica (onde vive), no Arizona, Estados Unidos. A polícia local investiga o estupro. Sordidez próxima à necrofilia.

Cadeira elétrica para o criminoso? Injeção letal? Câmara de gás? Enforcamento? Fuzilamento? Não seria pouco?

A injeção letal é o método mais utilizado entre os 36 estados americanos que permitem a pena de morte. A cadeira elétrica deixou de ser usada porque a Suprema Corte declarou que o método é inconstitucional. Houve casos da aplicação em que o condenado não morreu após ter recebido o choque, causando-lhe sofrimento enorme. A tendência mundial é pela abolição da pena de morte.

Para o caso em questão que sugere o leitor que se faça quando descoberto o criminoso?

LUXO

Que tal ter um cinema no térreo do prédio onde você mora quando inexistiam a internet e os serviços de *streaming*? E nas sextas e sábados havia sessão à meia noite, com a filmografia clássica dos principais diretores do mundo. Tais como Federico Fellini ("A Doce Vida"; "Amarcord"), Alfred Hitchcock ("Psicose"; "Janela Indiscreta"), Ingmar Bergman ("Morangos Silvestres"), Jean-Luc Godard ("Viver a Vida", "Alphaville"), Michelangelo Antonioni ("Blow-up"; "A Aventura"), Akira Kurosawa ("Os Sete Samurais"), Kenji Mizoguchi ("Contos da Lua Vaga"), Frank Capra ("A Felicidade não se compra"). A propósito deste último, perdi a conta das vezes que vi, e continuo recomendando para quem não viu ainda. Parecida com a fixação de um filho por um filme na infância, que eu não podia deixar de locar toda semana: "A Moto Mágica". Eu lhe dizia para ver outro. Nada! Ele só queria ver esse.

Era assim minha vida no Rio durante o mestrado. Para chegar à porta de casa, bastava pegar o elevador. Considerava-me privilegiado. Cine Ricamar, na Barata Ribeiro, no Lido, Copacabana, zona de meretrício, infestada de boates com shows eróticos apelativos.

Quando a programação artística ou futebolística do fim de semana no Rio não agradava, pegava o Cometa (ônibus) da meianoite e amanhecia em São Paulo para dias intensos com os amigos de lá.

FARINHA AMARELA

Na feira a farinha de mandioca (aipim ou macaxeira) amarela é mais cara que a comum (a sem corante). Perguntei ao feirante por que era bem mais cara que a que não recebia corante. Ele respondeu: é a da farofa.

Fica assim então: o cidadão paga bem mais caro para algo que recebeu aditivos químicos para mudar a cor, por causa da farofa.

O índice glicêmico da farinha de mandioca é 61 (é considerado índice médio); não tem fibras, por isso não leva a saciedade; recomendação: uso moderado. Conclusão da nota: quem gosta de farinha, deve comer com moderação em razão do índice glicêmico. E fugir da "amarela da farofa" pelo aditivo químico.

COMO RECONHECER UM CALHORDA

Uma amiga me disse que reconhecia um crápula pelo formato dos lábios. Assistindo jornal na tevê, ela apontou vários políticos que apareciam em sequência na tela como crápulas. Nenhuma novidade associar um político com crapuleação (comportamento de crápula). Se ficasse aí não haveria novidade, afinal, qual político não merece esse qualificativo? Bem poucos, é preciso admitir. Mas ela dizia isso sem precisar conhecer a vida pregressa da pessoa. Só pela observação do formato do lábio superior. Pelo que me disse o lábio não pronunciado é indicativo de calhordice do indigitado.

Não sei qual a cientificidade que há na informação. Não sei como ela chegou a esta correlação. Talvez se trate de simples coincidências. Não fiquei convencido.

Da mesma forma que não me convenci com o que ouvi de conversa de um amigo, Arnaldo, com seu conhecido. Conto rapidamente: estávamos conversando, eu e Arnaldo, próximo à agência bancária; aproxima-se um colega dele; não cheguei a ser apresentado; eles trocam algumas palavras. O assunto tratado era uma briga política interna na universidade, no entorno do reitor. Aí, como conclusão do episódio comentado, já se afastando, seu colega diz:

– Arnaldo, não se pode confiar em quem tem bunda grande.

Como testemunha ocular e auditiva da história, fiquei ruminando: que tem a ver uma coisa com a outra? Com que base empírica ele chegou a esta conclusão: a correlação entre confiabilidade e tamanho da bunda?

Peço desculpas por não apresentar resposta para as duas questões na crônica. Fica só o registro por ter presenciado o que foi dito. Quem sabe o leitor as elucide.

A PERFEIÇÃO DA ÁREA DE SAÚDE NO BRASIL[1]

Declaração do Presidente Lula em Porto Alegre: o sistema de saúde do Brasil é quase perfeito (21/6/2.006)

Cada vez mais, vai-se firmando a conclusão de que o presidente não vive o Brasil real. Ou então, ele confunde o padrão de atendimento de saúde dados aos políticos, ao presidente e ministros em particular, com o que é dispensado à população: filas vergonhosas para conseguir a consulta ou o exame para dois, três meses depois, macas com doentes nos corredores dos grandes hospitais de emergência. Isto é tudo, menos digno. Como explicar a afirmação do presidente, senão por descabida desinformação?

Logo em seguida, o presidente do INSS veio juntar-se às bobagens. Segundo ele, os brasileiros enfileiram-se na porta do INSS, desde o início da madrugada, por uma questão cultural.

OBESIDADE

Na primeira viagem que fiz aos Estados Unidos, há dez anos, observei nas ruas um número exagerado de pessoas obesas. De estatura média maior que a dos brasileiros sobressaia a quantidade de pessoas com panças avantajadas; já naquela altura percebi que o país vivia uma "epidemia" de obesidade.

Na minha infância, lembro que eram raros os obesos. Lembro-me do seu Espiridião, marido de minha professora particular, que era o gordo clássico. Mas este mal não havia ainda se disseminado.

Vivemos no Brasil hoje este problema. Ao invés do problema de fome que o governo petista dizia acometer a população (é certo que há bolsões nas grandes cidades e nas regiões áridas do nordeste), comprovou-se que o problema mais grave é a obesidade. A origem do mal certamente está na fonte de muitos problemas brasileiros – a

---

[1] Nota extraída (e adaptada) de "Páginas Recolhidas: Política, Educação, Administração, Artigos, Valores, Crônicas e Outros Temas", publicado em 2.009.

educação. O nível de desinformação é agudo. A população pobre empanturra-se de alimentação errada, que só faz cevar a obesidade vista nas ruas.

O que acentua a gravidade do problema é o número de crianças e adolescentes com sobrepeso – eles serão os adultos com obesidade do futuro. A raiz do problema está no sedentarismo, na alimentação desbalanceada, quantidade em vez de qualidade do que é ingerido.

P. S.: Confirmou-se o que eu escrevi na nota em 2.009. Há hoje (em 2.019) grande quantidade de brasileiros, em todas as faixas etárias, com sobrepeso.

ÉTICA MÉDICA (I)

Certa feita, ao aviar uma receita médica numa farmácia, eu percebi que o atendente anotava o CRM do medico (número de registro do o médico no Conselho Regional de Medicina).

Inquiri o atendente sobre isto. Ele me disse que, assim como ele teria direito a uma pequena comissão pela venda, também o médico receberia pontuação que lhe garantiria prêmios diversos (passagens para congressos, brindes, etc.). Como acho inaceitável isto, aético, a partir dessa data eu passei a impedir que o atendente anotasse o CRM de quem assinou a receita.

Há segmentos da sociedade que dizem que há corporativismo na categoria. Isto ocorre com a classe dos professores, e tantas outras mais. Casos de erro e de comportamento inadequado de médicos são condenados profissionais

Na antessala de um centro cirúrgico, anesthesiado para uma intervenção, ouvi, até desacordar completamente, os comentários que faziam os presentes, enfermeiros e médicos. Muitos comentários graciosos sobre pacientes adormecidos, demonstrando comportamento inadequado para a situação.

Fui apresentado como o esportista – avisei que pratico futebol regularmente; isto foi suficiente para ser gozado na sala cirúrgica; ocorre que, por estar sob o efeito da anestesia, eu não podia refutar nada do que diziam. Vale o registro aqui para repúdio deste comportamento de péssimos profissionais, despreparados para a função que desempenham, com comportamento ético inaceitável.

As faculdades de Medicina precisam fortalecer a disciplina Ética Médica.

Em outra ocasião, ouvi um dentista reclamar que eu não queria que ele trabalhasse, pois eu havia feito exatamente o que ele recomendara na consulta anterior. Desta forma, ele não teria o que fazer: assim, não poderia faturar. Deduzi que este profissional, certamente, quando é o caso (quando não solicitado a indicar um procedimento correto para um cliente) simplesmente o omite. Assim, ele terá o que fazer na próxima visita.

CORRIDA NA PRAIA

Morando na cidade do Rio de Janeiro, próximo à praia de Copacabana, fazia caminhadas e corridas frequentes no calçadão.

Num fim de tarde, eu e meu amigo, Orivaldo, saímos para caminhar no calçadão. Fiquei para trás, mas decidi correr para alcançar o amigo.

Nisto que ele me vê, aumenta o passo. Como eu queria ultrapassá-lo, aumentei o ritmo. Nisto fomos ao nosso máximo: eu na tentativa de passá-lo, ele de se manter à frente. Ocorre que ele não tinha a preparação que eu. Quando ele viu que não conseguiria manter o ritmo, reduziu a força da passada, mas aí já com a respiração muito alterada, prestes a ter um colapso. Fiquei preocupado com a situação dele. Notei que ambos tínhamos sido imprudentes na disputa e por estendê-la tanto. Saber o nosso limite, eis a questão.

GENERAL OBEDIENTE

Contaram-me esta historinha como piada. Repasso aqui. É a de um general americano que, na juventude, foi apanhado pelo pai em libidinagens com uma empregada da casa.

Que faz o pai? Adverte o filho que não faça mais aquilo, pois prejudicaria sua próstata.

O futuro general, obediente, seguiu o conselho paterno. Desta forma, chegou aos 80 sem fornicação, com a próstata perfeita.

Perguntamos, extraindo uma lição: para que serve uma próstata intacta aos 80?

ALIMENTAÇÃO PARA ESPORTISTA

Não precisa ser nutricionista para saber que o esportista tem exigências especiais em sua alimentação. Isto não pode ficar no encargo de quem, no máximo, consegue fazer alguma coisinha na cozinha.

Em um dos grandes clubes de Belém, vi um empregado carregando na cabeça uma bacia grande com arroz, outro empregado com farinha e outro com picadinho.

Levavam o almoço para os jogadores do futebol profissional. Horas depois eles voltam com as mesmas bacias, com o mesmo conteúdo.

Os jogadores se haviam rebelado, rejeitando a refeição.

A Diretoria do clube providenciou quentinhas, às carreiras, com bife a cavalo para todos.

CHECKUP

Depois da apresentação dos exames, o médico roliço (mais para obeso que gordo), recomenda (do alto do seu sobrepeso):

– Você precisa perder pelo menos três quilos para ficar bem.

Pensei na hora: como ele se via recomendando isto e olhando para si mesmo.

Ano seguinte, procurei o médico para nova consulta. Mas não foi possível: ele havia morrido de infarto.

Fulminante! Destes que dispensam a emergência.

DROGA

Isto sempre esteve longe da minha vida. Por isso, não conseguia compreender os casos relatados nos jornais. Eu não tinha a mais mínima ideia do que a droga consegue fazer com alguém, a ponto de levá-la a perder todas as referências de valor.

Ocorreu de alguém da família tornar-se viciada. Seus valores todos foram subvertidos: não havia medida para o que fazer para conseguir dinheiro para o consumo, mesmo que fosse a troca de alimento dos filhos por um punhado de dinheiro que pagasse o traficante.

Da mesma forma que, ao não receber seu pagamento, o traficante assenhoreava-se do que representasse valor na sua casa: móveis, equipamentos, o que encontrasse.

Horror! Horror! Horror!

O pior de tudo, mesmo depois de tratamento, não é possível garantir que não vai haver recidiva do ex-viciado.

DOUTOR FUMANTE

Em jornadas pelos campi, seja para ministrar aulas, seja para participar de concursos para admissão de docentes, é normal os professores compartilharem os alojamentos.

Em uma destas ocasiões, um professor ficou alojado com um colega fumante. E depois comentou no café com os outros o importuno que o fumo do colega lhe tinha causado na noite anterior.

Este, quando foi informado do comentário, perguntou:

— Vem cá! Ele é doutor?

Na sua doutoral cabeça, por não ser doutor, o colega não lhe poderia criticar em nada, muito menos quanto aos seus hábitos.

OUTRA DE FUMANTE

Eu mesmo já sofri com o hábito de um colega, hoje ex-fumante.

Na sua fase tabagista, ele entrava em minha sala refrigerada com o cigarro aceso. Com a sua saída, eu tinha que suportar o cheiro de cigarro impregnado na roupa e na sala. Às vezes, ele chegava a apagar o cigarro com o pé. As marcas e as baganas do cigarro ficavam no piso.

Eu me perguntava como este colega não percebia quão inconveniente era seu comportamento. Isto ocorreu várias vezes. E eu, tolerante, esperava que ele próprio percebesse a indelicadeza.

Mas não houve jeito. Ele não mudava o comportamento. Foi preciso que eu pedisse que não entrasse com o cigarro aceso.

Aí ele encheu-se de desculpas; disse que não sabia que seu cigarro importunava tanto. Como ele não se dava conta disto?

AINDA OUTRA

Em visita a colegas em Florianópolis, fui convidado a acompanhá-los a uma boate. Chegando lá, notei que não havia restrição ao fumo no interior refrigerado.

Dois dias depois, sem que eu tivesse colocado cigarro na boca na permanência na boate, ainda sentia o cheiro de cigarro, que se havia impregnado nas minhas narinas. Por mais que eu lavasse, o cheiro – parece – voltava das entranhas.

A QUESTÃO RACIAL

Com a questão das cotas raciais nas Universidades Públicas e o trabalho das ONGs que atuam na defesa de maiores oportunidades para os negros no mercado de trabalho, a questão racial passou a ter força. O próprio espaço das mulheres na política e no mercado de trabalho também se firmou como uma exigência inadiável.

Mas há muita desinformação. E alguns grupos não se pejam de deturpar informação para alcançar seus objetivos.

O jornalista Ali Kamel desnudou muitas destas artimanhas no seu livro *Não somos racistas: uma reação aos que querem nos transformar numa nação bicolor*, publicado pela Nova Fronteira em 2006. Alguns excertos lapidares:

– "A nossa miscigenação, concluímos depois de ler [Gilberto] Freyre, não é a nossa chaga, mas a nossa principal virtude" (p. 19);

– "O único caminho seguro para que o país se torne mais justo é a educação" (p. 40);

– "O genoma humano é composto de 25 mil genes. As diferenças mais aparentes (cor da pele, textura dos cabelos, formato do nariz) são determinadas por um conjunto de genes insignificantemente pequeno se comparado a todos os genes humanos. Para ser exato, as diferenças entre um branco nórdico e um negro africano compreendem apenas uma fração de 0,005 do genoma humano... no que diz respeito aos homens, a genética não autoriza falar em raças... Segundo o geneticista Craig Venter, o primeiro a descrever a sequência do genoma humano, 'raça é um conceito social, não um conceito científico'" (p. 45);

– "... Segundo o IBGE, os negros são 5,9% e não 48%. Os brancos são, de fato, 51,4% da população. A grande omissão diz respeito aos pardos: eles são 42% dos brasileiros. Entre os 56,8 milhões de pobres, os negros são 7,1% e não 65,8%. Os brancos, 34,2%, e os pardos, 58,7%. Portanto, se a pobreza tem uma cor no Brasil, essa cor é parda. O que fazem os defensores da tese de que no Brasil os brancos oprimem os negros é juntar o número de pardos ao número de negros, para que a realidade lhes seja mais favorável: é apenas somando-se negros e pardos que o número de pobres chega a 65,8%." (p. 49);

– "... Na hora de justificar as cotas, os pardos são usados para engrossar (e como!) os números. Na hora de participar do benefício, são barrados. Literalmente." (p. 52).

Reinaldo Azevedo renomeia a Secretaria de Políticas de Promoção da Igualdade Racial da presidente Dilma (todas as nove secretarias têm status de ministério) como "Ministério da Desmiscigenação".

Em uma atividade da Empresa Júnior de Informática na Universidade, oferecemos parceria a uma ONG de defesa de negros. Ficou acertado que, gratuitamente, atualizaríamos o laboratório de informática e ofereceríamos cursos para o público assistido pela ONG.

Avaliando o resultado do trabalho depois de uma etapa do cronograma, adverti que as turmas poderiam ser maiores, pois estávamos subutilizando os recursos. A dirigente da ONG me respondeu que, para ter turmas maiores, deveríamos oferecer uma bolsa (dinheiro) aos participantes.

Além do trabalho voluntário, ela queria que conseguíssemos também dinheiro para os estudantes.

CONSCIÊNCIA ECOLÓGICA

Lembro-me de passagens de minha infância que me impuseram atitude diferente nesta altura da vida.

Um exemplo é o que fazer com os animais, em particular com pássaros e passarinhos. Hoje me considero responsável pela alimentação de várias dúzias de passarinhos, que vêm alimentar-se na minha sacada. Logo cedo, ponho um prato com banana e mamão para eles.

Na minha infância, eu disputava com outros garotos quem mais acertava passarinhos com pedras atiradas com baladeira. Primeiro, preparávamos a baladeira com uma armação de madeira em "Y", atada a duas tiras elásticas de borracha, amarradas em pedaço de couro, onde ficava a pedra.

O local preferido para a caça era um matagal localizado à rua Fernando Guilhon, próximo à 14 de Março, chamado de "caga-osso" (hoje a construção de um grande supermercado está sendo finalizada na área). Este nome advinha de se encontrar esqueletos de animais. Claramente, este era o local onde toda a vizinhança jogava animais mortos. Em pouco tempo, decompunham-se ou eram pasto para os urubus. Restavam só os ossos espelhados pela área.

Ficávamos embaixo das árvores: quando os passarinhos pousavam nos galhos já estávamos com as baladeiras armadas para matá-los com as pedras atiradas.

Os garotos de hoje têm consciência de preservação, que lhes impede de fazer tal barbaridade.

Como pagamento de pena pelas barbaridades da infância, converti-me em provedor de alimentação dos passarinhos.

Outra molecagem (perigosa) de infância realizada no "caga-osso" era a preparação de armadilhas nas trilhas do matagal: um buraco era cavado nos caminhos abertos, cacos de vidro eram colocados no fundo; o buraco era camuflado com folhas, de modo que o passante não desse com a armação.

Nunca soubemos de alguém que tivesse caído nas armadilhas, mas elas ficavam lá à espera do passante inadvertido.

Quanta barbaridade, hem!?

P. S. Em razão do que consta na crônica acima, escrevi as três que seguem (retiradas de meu livro "Crônicas do Limiar de um Ano Novo", publicado em 2.019).

MATANDO PASSARINHOS

Enfileirei três notas relacionadas a passarinhos por uma razão. Dar conta de, às vezes, por alguma falta de orientação na infância vir a cometer alguma crueldade, de que, mais adiante, com mais consciência e mais informação, sobrará o arrependimento.

Tempos que já vão longe. Belém ainda dispunha de grandes áreas livres com vegetação nativa. As brincadeiras da infância eram o jogo de peteca, o pião, o futebol jogado na rua de piçarra, o empinar pipa ou papagaio e, o de que me venho redimindo há algum tempo, a disputa de quem conseguia matar mais passarinhos com baladeira. E como esta redenção se dá? Atuando para preservar os passarinhos. Conscientizando para que não haja criação em gaiola. Incentivando para que haja espaço para apreciação da beleza e da cantoria dos pássaros.

OLHANDO PASSARINHOS

Eles chegam sempre muito agitados. Pousam próximo à janela, olham em volta. Avaliam o perigo iminente do lugar. Soltam o canto mavioso, como a comunicar-se com os da sua espécie. E, sendo possível, ciscam aqui e ali.

E, bruscamente, lançam-se num voo rápido para distante.

Já experimentei responder ao canto com um assovio qualquer. Ele olha, incomodado, talvez pela desafinação.

Procura identificar de onde vem o som. Responde mais alto. Com a insistência da resposta desarmoniosa e incompreensível, ele voa rápido para longe, para livrar-se do canto importuno.

CRIANDO PASSARINHOS

Escrevi a nota anterior em 2.009, quando lancei meu livro "Páginas Recolhidas", de que já me reportei.

Considero cruel criar animais presos. Gaiola para passarinhos, nem pensar. A criação citada no título da nota é solta. Coloco banana e mamão na sacada do prédio, e os pássaros vêm comer. Assim os crio.

Ao amanhecer, passei a ser acordado pelos passarinhos, reclamando na sacada por não ter sua comida. Para evitar isso, passei a acordar pouco antes da alvorada, preparo a tigela com as frutas, deixo na sacada e volto para a cama.

Ao longo do dia, reponho duas ou três vezes a tigela.

Como retribuição, tenho a presença dos passarinhos, em vaivém, do alvorecer até o cair da tarde. E também a sujeira que eles deixam no chão e na grade... Recolhida para adubar as plantas do jardim.

VALORIZAÇÃO DOS ESPORTES

Como coordenador de curso, eu sempre procurei fazer com que os estudantes passassem a maior parte do tempo na Universidade.

Afinal, é o ambiente natural de aprendizagem. Todos os elementos necessários para que ocorra estão lá presentes. Bibliotecas e laboratórios atualizados, convivência com professores e pesquisadores, seminários de pesquisa frequentes abertos a todos compõem este ambiente Outro elemento agregador é a realização de

competições esportivas entre os diversos cursos e mesmo interinsti-
tuições.

Porém, a realidade na Universidade brasileira não é esta.

As práticas esportivas são raras: há pouco incentivo dos gesto-
res. Diferentemente do que ocorre nas universidades americanas,
que chegam a conceder bolsas para quem se destaca em algum
esporte e que integre suas equipes.

Certa feita, eu comprei jogos de camisas para o curso de computação para que os estudantes disputassem várias modalidades.

Guardei desta ocasião um placar de um jogo de basquete feminino: 3x2. Isto mesmo: 3x2. Placar de futebol ou futsal em basquete.
As garotas não conseguiam acertar o aro.

Isto reforça o que falei acima.

MUDANÇA DE PERSPECTIVA

Ao longo dos muitos anos vividos, uma decisão frequente: empurrar
para o futuro as coisas que precisavam ser feitas. Assim, por exemplo, fui colecionando livros durante a vida; comprava-os, e os guar-
dava. Eu pensava: um dia os lerei. Língua estrangeira? Um dia
aprenderei. Um esporte não praticado como o tênis? Um dia pratica-
rei.

O futuro chegou quando alcancei dez lustros de vida. Esta foi
uma forma eufemística para citar a idade de cinquenta anos. Nesta
altura da vida fiz a seguinte reflexão: como é pouco provável chegar
a um século de vida, aos cinquenta então eu já teria vivido mais do
que tinha pela frente. Decisão tomada: a partir daqui não vou adiar
mais nada então!

Aos sessenta e um completados neste ano, pude aquilatar como tinham sido estes onze anos de raros adiamentos: avaliei que
foram os mais profícuos, os mais intensos, os mais ricos em experiências. Anos especialíssimos! Açodamento? Nenhum. Estresse?

Não é possível dizer zero, mas o mínimo possível. Situações estressantes? Fuga matreira destas situações.

Portanto, olhando do limiar dos sessenta e um, onze anos passados desde os cinquenta, percebo que empreendi grandes lutas, vitórias consagradoras, retumbantes fracassos, portentosas conquistas.

Nas minhas aulas, comento isto com os estudantes. Como eles têm muitas décadas pela frente, recomendo que passem a adotar o princípio do "adiamento zero". Digo-lhes que, assim, não há como não fazer a diferença na vida.

Não sei se os convenço com meus argumentos. Infelizmente para eles!

Ah, se eu tivesse tido este *insight* há uns vinte anos!

Para quem me lê aos vinte, aos trinta anos de idade, reflita sobre esta mensagem.

Siga-a, quando possível.

Não há como arrepender-se depois. E lembrará, reconhecido, do valor desta nota.

ESTÁ BOM E FICA ... BOM

Hospital particular prima pelo cuidado com suas instalações, com o corpo médico. Entrada do pronto-socorro em granito, tudo perfeito.

Surpreendo-me em nova visita um ano depois: estavam retirando o granito para fazer pequenas mudanças.

Olhando aquilo, eu me perguntei: por que remodelar o que está bom? Diminuir despesas não é o objetivo. A obra é necessária?

Será que a planilha de custos (que determina se haverá ou não aumento das mensalidades) não pode apresentar redução? É mesmo, como parece, a busca de ter razões para aumentar a mensalidade do plano de saúde?

CADA LIVRO TEM SUA HISTÓRIA[2]

Vou contar aqui, em capítulos, a motivação que levou à escrita de cada um de meus livros.

Até esta data já escrevi 13 livros. Não pretendo parar. Quero chegar logo à segunda dezena.

Com melhor planejamento e mais habilidade pela prática diária, ultrapassei uma marca em 2.017: atingi três livros com meu nome na capa. Já tinha conseguido escrever dois em um ano.

Como sou policrônico (ver nota a respeito neste livro), estou trabalhando em alguns para publicação até meados de 2018.

Meu primeiro livro foi publicado em 1.984 pela Editora Campus (atual Elsevier), do Rio de Janeiro. Seu título: "Programação Estruturada em COBOL". O livro chegou a ter uma segunda edição publicada.

Desde o início de minha atividade profissional, tenho buscado não deixar que algo que tenha escrito se perca. Tomei o meu trabalho de conclusão no "Curso de Especialização em Informática" pelo antigo Departamento de Informática da UFPA, como base para o primeiro livro.

Depois que submeti à editora o projeto do livro, e tendo recebido parecer favorável à publicação, procurei o meu orientador nesse curso para que, em reconhecimento pela orientação, ele assinasse a apresentação do livro. Curioso registrar isto: meu orientador disse que não via chance de a editora carioca fazer a publicação, que eu não me iludisse com esta expectativa. Em vez de palavras de apoio pela iniciativa – afinal, era um professor da UFPA em início de carreira que passaria a ter um livro publicado por uma grande editora do país – recebi manifestação de descrença, de ceticismo.

---

[2] Extraído de "Outros Casos e Percepções", livro de crônicas publicado em 2.018.

Claro que não voltei a pedir que ele escrevesse apresentação nenhuma (eu mesmo a fiz). Quando a editora me enviou um lote de livros para distribuição, eu o procurei para presenteá-lo com um exemplar. Ele deve ter visto que eu mesmo fiz a apresentação.

PLATÃO, ARISTÓTELES, CRISTO

Para Platão, o amor ("eros") é o desejo pelo que não se tem. Problema: o amor acaba quando se conquista o objeto do desejo. Para Aristóteles, o amor ("philia") é a alegria pelo que se tem. Cristo trouxe outro amor ("ágape") – o amor ao próximo. O cristão só é feliz quando faz a felicidade do outro.

EXISTENCIALISMO DE JEAN-PAUL SARTRE

A síntese do Existencialismo de Sartre é que "a existência precede a essência". Para saber a essência do homem é preciso que ele viva. Ele é livre, consequentemente é responsável pelos seus atos e pelas suas escolhas. Portanto, só no fim da sua vida se saberá a estirpe da sua essência.

Para as coisas é diferente: "a essência precede a existência". A ideia da tesoura (sua essência) – seu conceito – objeto cortante – é concebido pelo homem e só com sua concretização tem existência.

ARIDEZ, MISÉRIA E EMOÇÃO

Por mais árida e insossa que seja a vida, há sempre espaço para alguma emoção e para alguma miséria, aqui e ali.

CONVIVÊNCIA

Ao longo da história pode-se perceber isto: a Ética é busca pelo respeito à convivência. Busca-se, incessantemente, aperfeiçoar a convivência.

O cigarro atraiu uns como forma de prazer; incomodava outros, mas havia tolerância. Eles conviviam no mesmo espaço fechado.

Com o avanço do conhecimento, houve a conclusão de que havia o fumante passivo, com saúde tão prejudicada quanto a do ativo.

Num primeiro estágio para aperfeiçoar a convivência, reservaram-se espaços onde o fumante poderia praticar seu vício. Agora nem isto. O fumante é discriminado de toda forma.

A RESPEITO DO TEMPO

Importante: sempre estamos sujeitos a ele, condicionados ou premidos por sua ação:

– De Henri Bergson (1.859-1.941), filósofo francês: "O tempo é o que se faz, e mesmo o que faz com que tudo se faça". (Veja, ed. 2463, ano 49, número 5, 3/2/2.016).

– De Millôr Fernandes, humorista, escritor, jornalista, tradutor (1.923-2.012): "Quem mata o tempo não é um assassino. É um suicida". Outra do Millôr: "Esta é a verdade: a vida começa quando a gente compreende que ela não dura muito".

– De Pedro Calabrez Furtado (neurocientista, professor): "Vivemos a ilusão da imortalidade". Ainda: "Tempo é investimento".

PASSEIO

Sedentário, refestelado no sofá, assim ele passa a maior parte do seu dia, como um vegetal diante da tevê. O amigo achega-se, gozando:

– Leva este barrigão para passear, rapaz!

VIVA O MOMENTO!

Se ele for bom, usufrua-o ao máximo. Intensamente! Ele é único. Uma certeza a filosofia nos garante: não há como repetir alegria pretérita.

PROBLEMAS PSICOLÓGICOS

Já me defrontei com casos de alunos que, alegando sofrer de depressão, me pediram ajuda. É uma situação delicada, limítrofe; não nos cabe agravar, ignorando-a, por exemplo; ao contrário, convém ajudar. O docente deve pesar bem como cuidar destes casos. A tolerância é recomendável, em vez da intransigência com que vi este tipo de situação ser tratado, às vezes.

Opto sempre por distender as pressões, esperando que a crise depressiva seja superada sem açodamento, no tempo que for requerido. A recomendação de tratamento especializado é o mais indicado. A própria instituição oferece este tipo de serviço.

Nem toda pessoa é resiliente às pressões do cotidiano. Por isso, compete-nos aceitar como normal: cada pessoa é um mundo em si, bem complexo; com fortalezas, mas com fraquezas de natureza vária.

REALIDADE

Definição de Woody Allen, cineasta e ator americano, citada por Arnaldo Jabor, no Estadão, de 21/9/2.016:

– A realidade não tem sentido, mas ainda é o único lugar onde ainda se pode comer um bom bife.

PRECISÃO DE TRABALHAR

Em outro lugar deste livro, eu comentei que fiz curso técnico (Eletrotécnica) na ETFPA (atual IFPA). Fiz vestibular para Engenharia Eletrotécnica, como esperado. Passei em terceiro lugar neste curso. Previsão de duração do curso: cinco anos. Na minha avaliação da época, tempo demais para eu esperar, e não mais depender financeiramente de meus pais.

Já cursava sete disciplinas do primeiro semestre do curso iniciado em março do ano de entrada quando, em abril, foi anunciado o primeiro vestibular do chamado Projeto XV – Curso de Tecnólogo em Processamento de Dados, em modalidade intensiva (aulas em dois turnos; intervalos entre períodos de duas semanas, somente), previsto para ser realizado em dois anos. Três disciplinas somente neste vestibular especial (obrigatórias): Português, Matemática e Inglês.

Como eu tinha escolhido a Língua Alemã no vestibular de Engenharia Eletrotécnica (pelas razões que expus em outra nota deste livro), teria que, em um mês, mais ou menos, me preparar para fazer prova de Inglês. Outro complicador: o número de concorrentes. Muitos candidatos que não haviam passado no vestibular acorreriam para tentar vaga no novo curso, além dos que já estavam na UFPA e que tentariam obter vaga. Até hoje não compreendo isto: consegui passar neste vestibular. Em primeiro lugar!?

Desta forma, no novo curso, em vez de cinco anos, eu me formaria em dois. Tomei o atalho para a profissionalização rápida. Grande vantagem para atingir a meta de ter uma fonte de renda e poder ajudar meus pais.

Tranquei o curso de Engenharia Eletrotécnica; na ocasião, eu pensava em voltar depois que terminasse o curso de Tecnólogo. Até tentei voltar depois, mas exigências de pós-graduação em computação no Rio de Janeiro se antepuseram.

As coisas andaram rápidas: com um ano de curso, entrei para o Serviço de Computação da UFPA (atual CTIC) no cargo de programador. Pronto! Já tinha dinheiro para me manter. Dos trinta alunos que haviam iniciado, formaram-se onze depois do segundo ano.

Em pouco tempo, fiz progressão funcional para analista de sistemas (contrato de 40h) e assinei também contrato temporário (20h) como professor do citado curso, aos 23 anos.

Sim, sim. Houve tempo de eu ministrar a disciplina "Estruturas de Dados" para os colegas que entraram comigo em Engenharia

Eletrotécnica e Engenharia Eletrônica. Eles ficaram surpresos: achavam que eu havia abandonado o curso para trabalhar. A primeira aula que lhes dei foi para explicar minha trajetória até chegar ali. Só que antes eu fiz uma brincadeira: apareci na sala 15 minutos antes como se aluno fosse. Sentei em carteira no fundo da sala. Deixei passar 5 minutos. Alguns já tinham comentado que talvez não houvesse aula, pois o professor ainda não tinha chegado. Aí, levantei dos fundos, e me apresentei para surpresa de todos.

MOVIMENTAR-SE

Nosso corpo apresenta vários elementos que sugerem que devemos nos movimentar: articulações, músculos para impulsionar. Estas articulações precisam ser mantidas com movimento frequente. Isto impõe, definitivamente, sair do sofá.

Dráuzio Varella faz uma recomendação de saúde pública, expressa em uma só palavra: andar! Ele acrescenta: vida sedentária faz mal. E aponta como epidemias do século corrente: pressão alta e diabetes.

CONSUMISMO

Viagem aérea Paris-Milão. Eu, talvez, fosse o único pobre no voo. Pouco depois da decolagem, uma comissária empurra um carrinho com perfumes, relógios e joias para vender para os passageiros. Grande alarido, muita gente interessada. Acabei contaminado pelo espírito consumista reinante: arrematei um relógio Tissot.

Chegando a minha casa, me dei conta do quão dispensável tinha sido aquela compra. Para que comprei aquele relógio se eu tinha dois outros? Ação impensada! Puro impulso irrefletido!

Hoje tenho um único relógio: um Casio. Os motivos que me atraíram para a compra: a própria marca do relógio e a duração da vida da bateria (10 anos).

Já se passaram mais de treze anos de uso. Estou esperando que a bateria acabe para comprar outro: parte da cobertura de níquel já se foi. Houve um tempo em que notei que ele atrasava alguns minutos. Pensei que tinha chegado sua hora. Nada! Depois de um ajuste passou a não atrasar mais. Por isso continua no meu pulso. E eu continuo considerando o anticonsumismo um valor a ser apreciado.

PARA TER BRIO

Um dos quatro vídeos do Youtube que tenho recomendado para meus alunos é de Clóvis de Barros Filho, professor de Ética da USP, em que ele recomenda a uma de suas turmas a leitura das três primeiras páginas de "A Fundamentação da Metafísica dos Costumes", do filósofo prussiano Immanuel Kant (1.724-1.804).

Ele recomenda que o aluno leia várias vezes cada parágrafo; só passe ao seguinte depois de entender bem o significado de cada frase. Por isso, ele antecipa que o estudante vai levar uma hora nas três páginas.

Segundo ele, com a leitura, o aluno vai fazer a experiência de entender um texto difícil. Se o estudante disser que não se interessa por questões filosóficas, ele provoca: é para provar que você tem brio, que consegue entender. Afinal, como alguém pode escrever algo e você não entender?

Com sua forma idiossincrática, recorrendo com frequência a palavrões, ele relata exemplos de suas dificuldades pessoais com a leitura.

No fim, ele diz que o estudante, com este esforço, prova que tem brio, que pode progredir intelectualmente, que pode aprender o que quiser sozinho.

Se não atribui a si esta tarefa e dá cabo dela integralmente, ao contrário, prova que é mais um exemplo vivo de preguiça e covardia.

CAMINHO DA INSENSATEZ

Para explicar o comportamento de algumas pessoas, só recorrendo a este clichê: elas não podem ver a ponta fina de uma faca; seu desejo imediato é esmurrá-la. Não ficam apenas no desejo, porém. Vão logo à ação. Chegam a ser obsessivas. Obsessivas pela insensatez.

E o mal não fica e não cabe em si. Essas pessoas buscam-se umas às outras. Um insensato não deixa outro sozinho. Adere à insensatez da hora para lhe dar volume.

"O QUE NOS FAZ FELIZES?", VÍDEO DE PEDRO CALABREZ

Este é um dos quatro vídeos do Youtube que recomendo para meus alunos.

Pedro Calabrez é neurocientista, professor, pesquisador do Laboratório de Neurociências Clínicas da Universidade Federal de São Paulo (UNIFESP). Os comentários contidos nesta nota referem-se ao vídeo citado.

Calabrez afirma que temos dois eus: o eu que vive o agora – ele chama de "eu experiencial", e o eu que olha para trás (para o passado) ou que olha para frente (para o futuro) – ele chama de "eu projetivo". A felicidade é diferente, dependendo do eu considerado.

Segundo o professor, o que felicita o eu projetivo quando olha para o futuro são os objetivos e as conquistas que a pessoa pretende alcançar, e o que elas sugerem vir a proporcionar; o eu projetivo se felicita quando olha para trás, para a história de vida da pessoa e tudo o que ela conseguiu realizar. Quem não fica feliz ao lembrar suas conquistas? Desde cedo, somos levados a valorizar o eu projetivo: há vários objetivos a perseguir – autoimpostos ou que a sociedade nos impõe: aprender a ler, fazer o curso fundamental, completar o curso médio, concluir um curso superior, fazer pós-graduação, conseguir emprego, constituir família, ter filhos, etc. À medida que estes objetivos vão sendo alcançados, constatamos que eles não são garantidores de felicidade.

O eu experiencial – o eu do aqui e agora – é bem diferente. Trata-se de ser feliz com o que está acontecendo, deleitar-se com isto, prolongar este desfrute.

Calabrez cita que todos os estudos que retratam a vida das pessoas desde os dezoito anos até a morte mostram que a felicidade ao longo do tempo tem a forma de uma curva em u: começa com felicidade máxima e vai decaindo, atingindo o ponto mais baixo entre 40 anos e 50 anos – o período chamado de "crise da meia idade". A expectativa é que a felicidade se materialize quando os objetivos do eu projetivo forem alcançados. A superação desta etapa se dá quando a pessoa constata que não há mais tantos troféus a conquistar, ou desiste de conquistar o que não conseguiu. E passa a usufruir o que foi capaz de realizar, por meio do eu projetivo. Ela começa a valorizar mais o eu experiencial, ou seja, o momento presente. Os mais velhos sentem-se mais felizes por isso. Primeiro, porque têm suas realizações, suas experiências; segundo, porque passam a desfrutar mais o agora.

Independentemente do eu considerado (se experiencial, se projetivo), Calabrez aponta que as pessoas mais felizes são aquelas que construíram sólidas relações pessoais.

Ele finaliza, recomendando que cada um procure deleitar-se mais com o seu instante presente (o agora), não fique esperando a conquista de nenhum troféu para que isto aconteça. Que cada dia seja vivido intensamente, sem abdicar do que se tenha em vista alcançar no futuro.

Outros vídeos de Pedro Calabrez que recomendo: "Por que é tão difícil mudar?"; "Como mudar hábitos"; "Aprender a viver: introdução à filosofia", "Sucesso não é fruto de talento", dentre muitos outros.

VÍDEO DE PIERLUIGI PIAZZI – "APRENDA A ESTIMULAR A INTELIGÊNCIA"

Este é um dos quatro vídeos do Youtube que eu indico para meus alunos. Trata de como estudar com melhor rendimento.

Pierluigi Piazzi era italiano (1943-2015), químico, radicado em São Paulo. Notabilizou-se como professor de cursinho de vestibular. Publicou nove livros, dentre os quais uma série de quatro volumes com os títulos "Aprendendo Inteligência", "Estimulando Inteligência", "Ensinando Inteligência" e "Inteligência em Concursos", e com subtítulo comum "Manual de instruções do cérebro", complementado, respectivamente, com uma das opções: para estudantes em geral (volume 1), para seu filho (volume 2), para seu aluno (volume 3) e para concurseiros e vestibulandos (volume 4).

Segundo ele, para haver maior aprendizagem, o discente assiste às aulas na turma (em geral de forma passiva) e depois, no mesmo dia, sozinho, ele repassa o que foi abordado na aula. Para ele, há dois papéis distintos do discente aí: o aluno e o estudante. Na sala de aula, como aluno (membro de uma turma), ele procura entender os assuntos abordados pelo professor; em casa (ou mesmo na escola de período integral), como estudante, solitariamente, ele revê os pontos tratados, faz exercícios, faz anotações.

Piazzi destaca que estudar é escrever, com lápis ou caneta; não é digitar, não é sublinhar texto. Que informações o estudante deve anotar? Rindo, o professor diz que ele deveria anotar o que achasse necessário se estivesse preparando uma cola.

Portanto, para melhorar a aprendizagem, ele recomenda que se aumente o número de horas de estudo, e não o número horas de aulas.

Ele comenta que nos países com os melhores rendimentos no PISA (como a Finlândia), a escola é em período integral, havendo aulas pela manhã; a tarde é reservada para atividades esportivas e para o estudo individual, em que os estudantes repassam os pontos abordados nas aulas e fazem as tarefas reservadas para casa.

Para justificar por que o estudo dos pontos das aulas teria que ser reforçado no mesmo dia antes de dormir, ele recorre a explicações acerca do funcionamento do cérebro. A regeneração das redes neurais do indivíduo ocorre durante períodos do sono. Se houver registros fortes dos conhecimentos assimilados no dia, estes passarão a compor sua rede neural, com o armazenamento em caráter permanente no córtex cerebral. Os registros fracos (aqueles que não foram reforçados por meio de anotações durante o estudo) que ficam no sistema límbico (temporariamente) não serão repassados para a rede neural, perdendo-se em um ou dois dias.

Ele utiliza a seguinte metáfora: a aprendizagem é uma escada enorme. Sobe-se um degrau em cada dia, ou seja, aprende-se pouco em cada dia. Por isso, ele diz que um dia perdido nunca mais será recuperado.

Ele aponta três regras que deveriam ser adotadas nas escolas: 1) fazer com que os alunos tenham atenção às explicações dos professores nas aulas, fazendo anotações, evitando conversar e usar celular, procurando entender o que o professor explica; se não entender, pedir que o professor explique novamente; 2) não estudar só para a prova: estudar todo dia, como citado; 3) criar o hábito da leitura.

Estes três pontos seriam suficientes para melhorar o nível de aprendizagem dos alunos.

Associado ao primeiro ponto acima, Piazzi apresenta a sua máxima: "aula dada, aula estudada; hoje!".

A respeito do hábito da leitura, ele recomenda que o aluno procure encontrar livros com assuntos que despertem seu interesse. Não adianta indicar, por exemplo, Dom Casmurro, de Machado de Assis. Não dá para começar com a leitura de um clássico. Para isso, ele recomenda que o estudante pegue livros na biblioteca, vários. Se, ao iniciar a leitura de um, a obra não lhe motivar a continuar, ele sugere que o aluno o abandone e pegue outro. Assim, vai fazendo até que encontre os assuntos ou os autores que lhe motivem a ler.

O segundo ponto acima – estudar para a prova – é mal generalizado. Os discentes não estudam todo dia, como recomendado pelo professor Piazzi. Eles deixam para estudar no dia da prova, quando estudam. Como apontado, explica-se o baixo rendimento do aprendizado.

O terceiro ponto – hábito da leitura – é elemento reforçador da aprendizagem, com efeito de melhoria na escrita, na assimilação de conhecimentos, na habilidade da argumentação, na autonomia (autoaprendizagem) do discente.

Em outra nota deste livro, mencionei que o método de estudo que tenho adotado ao longo da vida se aproxima do proposto pelo professor Piazzi. Ao ver seu vídeo, encontrei explicações coerentes para a efetividade do método que eu próprio utilizo para aprender, sem esquecer.

HILARIANTE

Regata cavada, para realçar bíceps e tríceps salientes, bermuda colada para destacar abdômen sem adiposidade aparente, entre aparelhos de levantamento de peso na academia, o caboclo registra seu momento para o Facebook com celular diante do espelho. Para finalizar, como convém à publicação, uma mensagem com referência ao novo ano para legendar.

Exatamente esta mensagem (vejam que, se o Facebook pusesse "sic" nas frases erradas, apesar de constituída de uma única palavra, esta a conteria):

– Vêm 2.018.

Pode-se ver, sem querer rotular o estereótipo (mas o rotulando, de certa maneira), o provável erro em algum lugar da postagem. Mas há uma só palavra e um número na frase! O número é o ano que chega, e está correto!   É. Mas a palavra apresenta erro. Ele está esperando um ano apenas, por isso o verbo fica no singular. No singular, é sem acento. Ele conseguiu! Belo desempenho: uma palavra, um erro! Lembremo-nos que poderia ser pior...

MISÉRIA HUMANA

O autodenominado apóstolo é atacado pelo jornalista e apresentador em seu programa de televisão por causa de suposto enriquecimento. Em sua pregação, ele relata o caso e conclui:

– Deus não vai deixar assim!
Tempos depois, câncer fulminante acomete o apresentador.

Ao saber, o pregador regozija-se do fato no seu culto:

– Não falei que Deus não deixaria sem paga, sem sofrimento bem prolongado? Pois é!

Miséria humana!

DO FACEBOOK

Achei despropositada a atitude de um amigo de me criticar acerbamente anos atrás por ter compartilhado um vídeo de um médico renomado, ligado à neurolinguística e à nutrologia (ciência da nutrição).

No vídeo, o médico apontava os malefícios do consumo de co-ca-cola (e dos refrigerantes, de modo geral), com base em uma análise química comparativa do pH da água da torneira (pH = 7,0) e do pH do refrigerante (pH = 2,5).

Sabe-se, para contextualização do assunto (quem não tiver interesse no assunto técnico, vá ao próximo parágrafo), que: 1) pH significa potencial hidrogeniônico; mede o grau de acidez, neutralidade ou alcalinidade de uma solução; 2) o pH é medido em uma escala de 0 a 14; 0 indica acidez máxima; 7 indica substância neutra; 14 indica alcalinidade máxima (por exemplo, o pH da soda cáustica é 14,0); 3) a escala é logarítmica; desta forma, pH de 4,0 é 10 vezes mais ácido que pH de 5,0, 100 vezes mais ácido que pH de 6,0 e 1000 vezes mais ácido que pH de 7,0; 4) pH < 7 indica que o meio é ácido; 5) pH = 7: água da torneira (água neutra); 4) pH entre 8,0 e 10 (água alcalina): água ideal para consumo humano; 5) em organismos saudáveis, os líquidos intracelulares e extracelulares apresentam pH oscilante entre 7,35 e 7,45; ou seja, é levemente alcalino; 6) o pH da água para se beber deve ir idealmente de 8,0 a 10,0.

Ele dizia que a ingestão de um copo de refrigerante exigiria que se bebessem 32 copos de água alcalina para eliminar a acidez.

Pensei com os meus botões: quem garantiu a ele direito de me criticar por compartilhar algo que eu julgo relevante? Da mesma forma, eu não tenho nenhum direito de fazer o mesmo com ele, por mais abjeto, inadequado ou desimportante que fosse o produto que ele compartilhasse. É como ajo. Nesses casos, eu simplesmente ignoraria a postagem.

Ainda confabulando com os citados botões: não sei se o incômodo (que levou à insolência) do amigo decorreu do fato de ele ter o costume de beber coca-cola em quantidade exagerada. Em uma refeição, eu o vi tomar, sozinho, uma garrafa pet de dois litros. Em consequência deste consumo excessivo, ele apresentava exatamente os efeitos nocivos apontados pelo médico no vídeo (obesidade, pressão e glicemia altas) e outros males decorrentes do consumo desmedido de refrigerantes.

MONOCRÔNICAS E POLICRÔNICAS

Encontrei no livro *Como se faz uma tese* (27ª ed. São Paulo: Perspectiva, 2.007), de Umberto Eco [1.932-2.016] (escritor italiano, professor universitário, crítico literário, filósofo, semiólogo e linguista), uma classificação interessante de pessoas. Segundo Eco, existem as pessoas monocrônicas – aquelas que só trabalham bem quando começam e acabam uma coisa por vez; são pessoas metódicas, mas, às vezes, fantasiam de forma limitada. As pessoas policrônicas, ao contrário, só trabalham bem quando conduzem várias atividades concomitantemente e, se se concentrarem numa delas, tornam-se opressas e entediam-se. São pessoas mais criativas; não raro, são atabalhoadas e inconstantes.

Na interação com jovens, percebemos que eles são, em sua maioria, pessoas policrônicas: sentem-se confortáveis de fazer muitas coisas ao mesmo tempo.

Como escritor, percebo que tenho este toque policrônico: estou sempre com vários textos em andamento; quando um me enfada ou esbarro em algo que exija reflexão ou alguma pesquisa ou quando a intenção é deixar em quarentena para reanálise depois, retomo outro texto cuja redação tinha interrompido. Confirmando o que mencionei: estou escrevendo no momento três livros.

APRENDER PARA A VIDA

Que se faz a vida toda? Aprender! Por isso, devemos desenvolver esta habilidade na sua plenitude. Nunca há desperdício em aprender. Quanto mais, melhor.

Como citado em nota constante deste livro sobre vídeo do professor Pierluigi Piazzi: aprendemos pouco por dia, não nos resta outra opção senão aprender todo dia. Cada dia o seu pouquinho. Por conseguinte, um dia sem aprendizado é um dia perdido.

EXAME DE IMAGEM DA COLUNA

Precisei fazer uma ressonância magnética da coluna em busca de explicação para um problema no braço direito na altura do ombro. Entrego a chapa para o ortopedista que a havia requisitado. Ele coloca a película contra a luz e comenta:

– Puxa! Tiveste um acidente grave que atingiu a tua coluna, hem?!

Eu devolvi, de pronto:

– Nada! Nunca sofri acidente nenhum!

Notei que ele ficou desapontado com minha resposta. E abreviou o tempo da consulta. Justiça seja feita: a prescrição foi correta, pois resolveu o problema.

Esses médicos ...

FORMAS DE DIZER

Interesso-me por formas elegantes, irônicas ou eufemísticas de dizer algo sobre alguém, sem cair na agressividade ou no uso de palavras chulas.

Outro dia, eu trouxe aqui uma frase de Paulo Francis: ele dizia que não há adjetivo pejorativo suficiente para exprimir com exatidão a pessoa do ex-presidente Sarney.

Trago agora um comentário do jornalista Reinaldo Azevedo sobre um *tweet* da ex-presidente Dilma a respeito da informação de que o governo Temer venderia o controle acionário da Eletrobrás:

– "Dilma deveria ser mais modesta na ignorância, na incompetência e na arrogância".

ÉTICA MÉDICA EM FALTA

Precisei fazer uma cirurgia reparadora no nariz em razão de uma fratura ocorrida em partida de futebol social na Tuna Luso Brasileira. No hospital, recebi a anestesia no centro cirúrgico, e fiquei aguardando, deitado, o efeito para que a cirurgia fosse iniciada. A sensação já era de completa dormência, mas eu ainda conseguia acompanhar o que a equipe médica falava em volta enquanto se preparava. Em dado momento, julgando que eu já estivesse inconsciente, um deles comenta:

– Este cara ainda tinha que jogar futebol para dar trabalho para a gente aqui ...

Os outros, em volta, riram alto. Tentei reagir ao comentário – ainda havia a consciência – mas não mais havia forças para tal pelo entorpecimento.

Recordei o episódio dias depois da operação. Reforçou um convencimento: na interação com alguns profissionais que usam jaleco branco, eu sempre achei que a disciplina "Ética Médica" não tem sido bem assimilada ...

IDIOPÁTICO

É termo empregado na medicina para denotar sintoma surgido espontaneamente ou de causa desconhecida. É utilizado na nosologia – ramo da medicina que estuda a classificação de doenças.

Isaac Asimov, escritor americano de ficção científica (1920-1992), disse que se trata de um termo pretensioso para ocultar ignorância – quando o médico não sabe explicar por que algo acontece.

SEGREDO DA MESTRIA

Li em "Maestria" de Robert Greene (Rio de Janeiro: Sextante, 2013): estudos foram realizados sobre a vida de pessoas que sobressaíram como mestres em sua área de atuação, como pintura, política, literatura, educação, esporte, ciência, e muitas outras. Um padrão foi identificado na vida destas pessoas: pelo menos 10.000 horas de dedicação para atingir a mestria. A explicação não foi alguma genialidade inata.

Como triunfar na atividade profissional sem a correspondente dedicação? Há quem ache que dá. Não! Não dá! No máximo serão medíocres (aqui medíocre na acepção de mediano).

CARTÃO DE CRÉDITO

Regra elementar de educação financeira recomenda cuidado com o uso de cartão crédito. Em especial, nas compras parceladas. Muitos não se dão conta do acúmulo que as contas parceladas acarretam na próxima fatura. Se isto é feito seguidas vezes, a fatura do mês seguinte já terá a carga de valor considerável, sem que se tenha feito a compra de uma agulha sequer.

Que ocorre, às vezes, com usuários noviços? Não verificam este montante trazido do mês anterior antes de fazer as compras do mês corrente, e depois acabam não conseguindo pagar a fatura total. Precisam recorrer ao parcelamento oferecido pelo cartão, em que são utilizadas taxas exorbitantes. Se este ciclo é mantido, resulta na inadimplência do usuário.

Portanto, fatura de cartão de crédito é para ser paga integralmente.

FIM DE CICLO

Há pessoas que não percebem que chegou a hora de se recolherem: deixar que outros, com mais vigor, com propostas diferentes, as substituam.

É o caso de humoristas famosos: a Rede Globo os tira da grade de programação, mas mantém os salários. Apesar disso, eles reclamam, exigindo atuação. É compreensível, mas só em parte. Foi o caso de Chico Anysio. Não perdia uma chance de dizer que poderia estar na grade. Ora, a questão é audiência. É o que prevalece em emissoras comerciais. Ciclo encerrado! Parece perverso. E é! Há sempre amargor quando a mudança é imposta. Mas abre oportunidade para outros. Paradoxalmente, abre oportunidade também para o pretenso rejeitado. Falei em pretenso porque a ação pode ser vista como uma forma de preservação. Que pode ele fazer então? Escolher algo ou algum lugar para onde levar sua vida e ir em frente. Mundo que segue.

HOMENAGEM AOS MEUS PAIS (*IN MEMORIAM*)

Pelas circunstâncias da vida: meu pai, sem instrução formal; minha mãe, curso primário (atual ensino fundamental) incompleto.

Quatro filhos: três com curso de pós-graduação, dos quais dois doutores.

Que tal para o país o que eles conseguiram, hem!?

FIBRA

Quando você pensa que faz muito, encontra alguém que faz mais ainda. Luta para conseguir passar e concluir o curso superior. Consegue, trabalhando concomitantemente. Ficou mais fácil depois? Nada. Aulas em Barcarena de manhã, saindo de barco de Belém por volta de seis horas, e voltando no início da tarde. À noite, aulas em Castanhal, indo e voltando de ônibus. Pelo menos quatro horas de deslocamento diário entre os lugares das aulas. No dia seguinte, tudo de novo.

Esta é minha irmã. Comparado com ela, apesar de não recusar trabalho, sou vadio abúlico.

CUSTOS DA MEDICINA

Na Folha de S. Paulo de 26/11/2.016, o médico Dráuzio Varella apontou que nas faculdades de medicina do país o preço dos tratamentos é ignorado. Há muito desperdício. Ele diz que é comum ouvir pedido de paciente para que o médico requeira todos os exames possíveis, pois a pessoa tem plano. No serviço público, a justificativa é que o "SUS paga".

Os pacientes chegam com sacolas abarrotadas de radiografias, tomografias, ressonâncias e provas laboratoriais.

E como os médicos agem nas consultas? Sacam logo o bloco de receita ou de pedidos de exames sem tocar no paciente.

Atendimento preventivo? Nunca há. Varella diz que esse modelo está completamente errado.

APRENDIZADO ORIUNDO DO ERRO

Phil Knight, criador da Nike, em entrevista a Daniel Bergamasco (*Veja*, ed. 2506, ano 49, no. 48, de 30/11/2.016):

– Como diria um velho professor meu, a única vez em que você não pode errar é na última em que tentar.

NADA É DE GRAÇA

Desconfie sempre do que lhe é dado de graça.

Como, por exemplo, afirma Yuval Noah Harari (em *"Sapiens – uma Breve História da Humanidade"*, L&PM, 2.015) sobre as redes sociais: se lhe dão algo de graça, provavelmente o produto é você.

À ESPERA DA BEATIFICAÇÃO

Enfrentei uma situação de clara chantagem. Eu era orientador em um projeto desde a sua criação. No período em que me afastei para fazer um curso, algumas decisões equivocadas (e temerárias) foram tomadas pelos que administravam o projeto.

Com o meu retorno, tomei as rédeas para tentar salvá-lo. Havia pendências financeiras acumuladas que precisavam ser sanadas.

Pedi que os administradores negociassem com os prejudicados as formas de reparação.

Havia dois grupos: um, dos que haviam feito pagamento sem a contrapartida do serviço; outro, dos que haviam trabalhado sem ter recebido a paga devida. Ao todo, umas vinte pessoas prejudicadas.

Algumas delas do segundo grupo, sabendo que eu era o orientador do projeto, disseram que me envolveriam em processo, se não houvesse a reparação devida em tal data indicada. Por intermédio dos administradores que os haviam contratado, eu tentei negociar prazo, afirmando que todos seriam atendidos. Eles sabiam que no período em que tinham atuado no projeto, eu estava afastado das atividades.

Aliás, prova disso, eu nem ao menos os conhecia pessoalmente e, claro, nada tinha tratado com eles, mas reconhecia seus direitos e prometia que seus débitos seriam pagos. Eles sabiam que eu pretendia recuperar o projeto e, mais, que eu não queria o meu nome envolvido naquela irregularidade, por isso, tentava evitar que alguma denúncia fosse feita à instituição. Sabedores disto, eles passaram a exigir que o pagamento fosse imediato, caso contrário denunciariam o caso. Claro, para eles, eu era o alvo principal a ser atingido.

Para preservar meu nome em face da chantagem, priorizei os pagamentos antecipados destes casos. Para ambos os grupos, utilizei meu dinheiro nos pagamentos, já que os administradores não dispunham de meios e nem o projeto tinha reservas para tal.

Passado mais ou menos um ano do episódio, fui procurado por um dos chantagistas pertencente ao segundo grupo para que eu o orientasse. Ele alegou que tinha trabalhado com um professor da faculdade por um bom tempo, mas que não tinha conseguido chegar ao fim. Esta situação o tinha abalado emocionalmente. Ele não via como convergir para desenlace com a orientação anterior, razão por que tinha decidido fazer seu trabalho em outra área.

Abismado com o fato de ele me procurar depois do que havia feito – eu pensei ser a última pessoa a quem ele, ou qualquer outro chantagista deveria procurar em busca de ajuda –, falei para que me enviasse seu plano de trabalho para análise. Não fiz qualquer menção à chantagem a que ele me havia submetido.

Depois de refletir sobre o que fazer no fim de semana, decidi orientá-lo. O trabalho foi ao fim, e defendido, e aprovado.

Apesar de incitado a fazê-lo por uma colega com quem conversei a respeito do caso, resolvi não falar nada acerca do comportamento reprovável do aluno. Que a sua própria consciência expressasse algo se fosse minimamente capaz. Vida que segue...

HEREDITARIEDADE

Muitos anos atrás, conversando com um pediatra em consulta dos meus filhos, ele justificou que a razão do mal que eles apresentavam era a carga genética. Fiquei com aquilo na memória. Nada a fazer, então. Tinha que seguir tentando evitar as condições que fizessem que o mal retornasse, e, remediando, se ocorresse.

Lendo sobre o assunto, concluo que, à luz do conhecimento atual, aquele médico estava errado. Ninguém é refém de sua hereditariedade. A genética diz que – e eu vou simplificar – basta deixar o genoma quieto, e cuidar para que os males não sejam ativados. Como? Com prevenção e com alimentação saudável.

VERDADE

Destas, inquestionáveis: o argumento biológico. Passo a palavra para Harari:

– "Dinheiro, status social, cirurgia plástica, casas bonitas, posições de poder – nada disso lhe trará felicidade. A felicidade duradoura só vem da serotonina, da dopamina e da oxitocina" (Harari, Yuval Noah. "Sapiens – uma Breve História da Humanidade". Porto Alegre: L&PM, 2.016).

O PASSADO QUE VISITA O PRESENTE

Este registro decorre do número de vezes que isto ocorreu, chamando-me a atenção. Pessoa do passado aparece, tateando algo, talvez o revivescimento de momentos fugazes do túnel do tempo. Como se fosse possível reviver felicidade pretérita.

A filosofia e o raciocínio lógico nos afiançam que isto é impossível. Afinal, nem mesmo a felicidade do dia anterior é possível revivificar hoje. Qual é a explicação? Hoje não somos os mesmos de ontem: a começar pelas bilhões de células novas que nos constituem agora; e também as inúmeras condições de toda natureza que nos influenciam os comportamentos, as sensações. Por isso, toda felicidade que se consiga viver é única. Apreciemo-la como tal, pois irreproduzível é.

UNIÃO ENTRE DUAS PESSOAS HOJE

Mais e mais, formas diferentes de união entre duas pessoas se estabelecem. Nem vou listar todas as opções, apenas as mais óbvias e frequentes: homem e mulher, duas mulheres, dois homens. O espectro de uniões possibilita outras opções. Princípio universal de convivência: ninguém tem a ver com isto, além das duas pessoas envolvidas.

EMPREGABILIDADE

As condições de emprego são tão restritivas hoje que um gaiato diz no Twitter, com exagero para ficar mais engraçado, que, para ganhar um salário mínimo, o candidato deve ter no máximo 23 anos de idade, 20 anos de experiência, carro próprio quitado, fluência em tailandês, e ter conquistado medalha na Copa de Futebol de 1.970.

PERSISTÊNCIA EXEMPLAR

– Sua exposição é titubeante demais! Você não tem fluência. Seu texto nem no nível do ensino fundamental está. Fraquíssimo! Você não sabe escrever!

Dado a rudeza das palavras da professora, ao avaliar a exposição e o texto do aluno de pós-graduação, pensei:

– Este vai desistir.

Nada disso! Engoliu a crítica duríssima, pediu ajuda a quem podia dar-lhe, e foi em frente, vencendo as dificuldades uma a uma, até o fim.

INIMIGOS GRATUITOS

É inevitável. Quem não coleciona alguns em sua jornada?

Diante de certas situações, já me perguntei:

– Que fiz para ele? Que fiz para ela?

Apelo à memória para ver se encontro alguma justificativa para as tentativas de me criar embaraços e não encontro nada. Há ainda pior: quando estes tipos tentam atingir um filho ou um parente para alcançar-lhe com o ato. Como qualificar? Covardia, torpeza, vilania?

Sem razões aparentes justificáveis, talvez a origem da inimizade provenha de seus traços de personalidade. Quem sabe estes caracteres os incomodem como se afronta pessoal fosse.

Com frequência, são figuras ignóbeis, nada do que fazem ocorre na claridade do sol – preferem as sombras para agir. Fazem como se não tivessem feito ou chegam a convencer terceiros para agirem por elas, de modo que suas digitais não apareçam ou para que tenham álibi para anunciar. O que as torna mais e mais abjetas.

É SEMPRE MELHOR A VERDADE

É a melhor solução. Ou: a solução.

Em ocorrência recente, passei por situação inesperada que me levou a forte pressão psicológica. O inesperado me levou à irreflexão por alguma fraqueza momentânea maior, talvez. Não consegui compreender minha atitude, por mais que tenha tentado. De certa forma, o inusitado me tolheu a ponderação habitual. Eu reconheço que não soube tratá-la adequadamente. Isto me levou a erros incompreensíveis, anormais. Em nenhum momento, porém, eu deixei de assumi-los. É da minha têmpera.

É a forma como ajo diante de erros. Quaisquer que sejam. Não os ignoro. No máximo, busco suas razões, suas explicações, para evitá-los no futuro, e então avoco o que me cabe. Sem apelar para nada que não seja a verdade.

Por esta atitude, tive uma recompensa neste caso particular: os prejuízos que eu admitia como inescapáveis não vingaram, sem que eu tivesse que ir atrás de reparação. A situação estressante ficou na memória e daí não sairá tão cedo. Este, o ônus que me coube, por fim.

SOLUÇÕES SIMPLES

Sou dos convencidos de que as coisas têm que ser simples. A complexidade de uma solução é só uma prova de que ainda não dominamos a questão suficientemente.

Ninguém pense que é fácil chegar a uma solução simples. Depois que alcançada, parece trivial, óbvia. Mas o caminho para chegar a ela pode ser longo, tortuoso.

Este interesse me levou ao livro de John Maeda, "As leis da simplicidade: design, tecnologia, negócios, vida", Ed. Novo Conceito, 2.007.

Maeda – artista, cientista da computação, professor do Laboratório de Mídia do MIT (*Massachusetts Institute of Technology*) – apresenta suas dez leis da simplicidade, e três soluções para alcançar a simplicidade no domínio da tecnologia. Tudo isto é posto em não mais que cem páginas – aliás, ele diz que limitou desde o início da escrita do livro o número de páginas em obediência à terceira lei de seu decálogo ("Lei de Economia de Tempo").

A lembrança do livro do Maeda me ocorreu depois que li o artigo de Cláudio de Moura Castro (Veja, ed. 2553, de 25/10/2.017), intitulado "Uma solução para o ENADE". Como se sabe, o Enade (Exame Nacional de Desempenho) mede o domínio do currículo do curso pelo formando. A nota obtida é confidencial. Nada impede, porém, que o candidato ao emprego a mostre à empresa, se ela exigir na seleção. Esta é a solução simples proposta por Castro para que exames como Enem e Enade sejam valorizados pelos estudantes. Assim, casos de boicotes ou de desinteresse dos formandos seriam diminuídos, e não se desperdiçaria um instrumento valioso de administração acadêmica.

MÉDICO MAIS VELHO E TÉRMINO DO CURSO SUPERIOR

Pesquisa da Universidade Harvard divulgada neste ano: pacientes de médicos mais velhos morrem mais do que os de novos. A valer o padrão estatístico, em sua maioria, os médicos mais experientes atuam com forte base no conhecimento adquirido na época em que estudaram. Sempre há atualização posterior à formatura. Mas, convenhamos, em ritmo bem mais lento do que exigiriam os avanços nas pesquisas médicas e na indústria farmacêutica.

Lembro outra pesquisa realizada nos Estados Unidos anos atrás: terminar o curso superior aumenta em nove anos o tempo de vida (este foi o padrão estatístico identificado).

Extraindo conclusões: atenção à idade do seu médico! Termine seu curso superior!

FUTEBOL, NUNCA MAIS

Agora, só como expectador. E ainda mais: pela televisão. Jogos que valham campeonato. Ou então em que estejam presentes jogadores que admiro pelo que de imprevisível fazem como Messi e Neymar.

Como jogador, definitivamente, parei. Depois de 28 anos de atividade ininterrupta no futebol social da Tuna Luso Brasileira. Por que tomei esta decisão? Foi em partida de um campeonato de másters (acima de 60 anos!), com representantes de alguns clubes de Belém, na sede da Associação dos Subtenentes e Sargentos da Polícia Militar do Estado do Pará, em Ananindeua. Claro, eu joguei pelo time da Tuna.

Antes de falar no fato que me levou à decisão: olhando a formação do meu time e do adversário, pensei: há uns tantos aqui (eu, inclusive) que estão com o pé na cova. Mas, justiça nos seja feita: a despeito da idade, estávamos em campo para correr atrás de uma bola.

Depois de algo como trinta minutos de partida, notei um enorme calombo frontal no meio da perna direita. E vi que inchava cada vez mais. Sem dor. Não havia percebido, no calor na disputa, o momento em que fui atingido.

Saí da partida incontinente, apliquei gelo rapidamente. Em pouco tempo, o enorme inchaço desapareceu.

Refletindo em casa depois do jogo: lembrei que já vi jogadores saírem de partidas de futebol social com perna quebrada, braço fraturado, ferimentos, contusões musculares.

Para provocar o inchaço, devo ter sido atingido com um pontapé que poderia ter quebrado minha perna. Lembrei que, salvo no caso de uma operação de retirada de amígdalas na infância, em todas as outras ocasiões em que precisei recorrer a um hospital foi decorrente da prática do futebol.

Já tive luxação no cotovelo (houve necessidade de cirurgia com engessamento do braço esquerdo), fratura no nariz (necessidade de rinoplastia), luxação em dedo mínimo da mão esquerda (sem necessidade de cirurgia).

Entorses, contusões diversas, dores musculares: isto era semanal; nem levei em conta estas lesões menores para a tomada de decisão; se estivesse sujeito só a elas, eu não pararia.

A partir daí tenho mantido duas atividades físicas diárias: corrida e caminhada. Na verdade, caminhada entremeada com corrida. Para garantir aos 62 anos, corpo de 61.

BURRICE AMERICANA

A Folha de S. Paulo trouxe em 20/6/2.017 uma matéria com o seguinte título: "7% dos americanos acham que o leite achocolatado vem de vaca marrom". Dado a população dos Estados Unidos, são mais de 23 milhões de estúpidos que não conseguem ligar "lé com cré".

Realmente, a estupidez encontra-se distribuída equitativamente pelo planeta e é ilimitada; diferentemente da inteligência que parece ter limites.

VIAJAR É PRAZER

Quem não acha? Mas, viaje toda semana, por mais de uma década, como compromisso profissional. Deixa de ser prazer. Com vontade ou sem, você tem que ir. Prazer nenhum há neste caso.

Pegar um jato toda semana, às vezes, com partida no início da tarde, trabalho à noite, e volta na madrugada ainda, a tempo de dormir em casa, é estressante demais. Sempre que envolve aeroporto é estresse para ir e para voltar, com tempo de espera para a partida e para o retorno, salvo quando se é dono da aeronave. Fora disso, os horários precisam ser respeitados: somos escravos deles.

É raro, mas quando o voo é cancelado por imprevisto qualquer, valha-nos Deus, que alívio! Que sentimento de liberdade! Parece que você resgatou alguns dias da sua semana que já julgava perdidos. A semana é encompridada.

É, nem sempre viagem é prazer.

FORA DA UFPA: FECHANDO UM CICLO E INICIANDO OUTRO

Depois de décadas de trabalho, estou fora do próximo plano de atividades acadêmicas da UFPA. Em novembro passado, solicitei que minha aposentadoria venha a ser efetivada a partir de 1º/02/2.018.

Com esta nota, quero avisar meus amigos que estou pronto para outro ciclo. Estou distribuindo meu currículo, disposto a assumir aulas (áreas: Engenharia de Software, Empreendedorismo, Administração, Didática, Metodologia e Redação Científica), palestras, orientações, elaboração de projetos e escrita de livros.

O entusiasmo é de iniciante, mas com grande experiência.

A VIDA FICOU AMARGA

Nunca é tarde demais para uma decisão sábia. Eu a vinha adiando há tempos. O vício estava muito enraizado. Pela antevisão da dureza da luta, faltava coragem para começar. Mas, certa manhã, sem que a decisão tivesse sido tomada no dia anterior, resolvi: é hoje! Aboli definitivamente o açúcar. Em café, açaí, suco, o que quer que seja. Desde esse dia, açúcar, nunca mais! Não que a diabetes já estivesse à minha porta. Não, não estava. É exatamente para não lhe dar chance que venha.

Eu havia sido encorajado com a informação de que, em cinco dias de insistência, eu me acostumaria com o café sem açúcar. Cinco não foram suficientes para mim, porém. A perseverança venceu em oito. Passei a degustar o café na sua inteireza. Sem nada de açúcar.

Como ganho extra, minha lista de compras diminuiu. Além do açúcar, adoçantes, biscoitos, bolos, doces, sucos foram também excluídos.

É amargo, mas a vida fica mais simples, mais saudável e mais pura assim.

NOTA ESCATOLÓGICA: TRANSPLANTE DE ADREM [AO CONTRÁRIO][3]

Inicio com pedido de desculpas aos meus escassos leitores por trazer hoje assunto, ao mesmo tempo, inusitado e escatológico. Mas a curiosidade foi maior de entender como isto se dá, e, por isso, saí em busca de informações.

Desde 2.013, a técnica de transplante fecal vem sendo experimentada como terapia bacteriana para tratamento de pessoas com certas doenças intestinais como a síndrome de intestino irritável. Consiste em transferir fezes de uma pessoa saudável para outra que sofra um destes males. O objetivo é repovoar o intestino do doente com micro-organismos presentes nas fezes de pessoa saudável.

O problema intestinal pode ser efeito colateral de ingestão de antibiótico, que acaba por matar bactérias do intestino. A bactéria "Clostridium difficile" encontra ambiente favorável então para reproduzir-se; a proliferação desta bactéria causa fortes dores intestinais e diarreias. O transplante funciona em 90% dos casos das infecções intestinais graves, e vem sendo testado também no auxílio ao tratamento da obesidade.

O transplante de fezes é feito por uma de três formas: via anal (por colosnocopia ou enema), via oral (com endoscópio) ou via na-

---

[3] Extraído de "Um Pouco de Minha Vida: Novos Casos e Percepções", livro de crônicas lançado em 2.018.

sal (com sonda). As fezes são diluídas e depois transplantadas. O paciente é sedado para evitar nojo.

Como sempre, os Estados Unidos estão na frente: criaram em 2.016 um banco público de fezes, o OpenBiome, para auxiliar transplantes fecais para tratamento de infecções por "Clostridium difficile". Não é para rir (e já rindo!): os doadores do banco têm compensação de US$ 40 por doação efetuada.

O transplante fecal não é ainda um tratamento regulamentado, mas já é feito experimentalmente em São Paulo.

Esperemos que os resultados não se assemelhem com a urinoterapia (ingestão de urina para pretenso fim medicinal): até hoje não há estudos que mostrem sua eficácia.

ESTRANHA SENSAÇÃO

Foi o que me veio com esta minha semana. Meus últimos quatro orientandos da graduação da Faculdade de Computação tiveram suas defesas. Na quarta 21/2/2.018 pela manhã participei como avaliador de duas bancas de qualificação de mestrado. Ontem, a rigor, ocorreu minha última atividade de trabalho na UFPA: duas bancas de defesa de mestrado de orientandos do professor Sandro Oliveira.

Nada há mais previsto para eu fazer a partir da segunda, 26/2, exceto uma defesa de um orientando da Faculdade de Física: nem aula por ministrar, nem conceito por lançar, nem relatório por entregar, nem aluno para atender, nem reunião para participar.

A sensação a que me refiro no título da nota é um misto, ao mesmo tempo, de alívio, de tristeza, de alegria, de saudade (que sinto e da que certamente sentirei).

Durante a semana interagi com muita gente; vou destacar destas, três pessoas com quem convivi nas últimas três décadas. Na conversa que tive ontem com o vendedor de bombom da frente do prédio, com a Neia no lanche e com a Vera na secretaria da Faculdade, eu notei a dureza da despedida. Ele, Waldomiro, que eu vi iniciar seu trabalho ainda de calça curta, com o tabuleiro de bombons, do qual tem vivido todos esses anos. A Neia, com quem a amizade vem desde quando ainda era contratada da empresa que atendia o ICEN nos serviços gerais. A Vera, desde nosso tempo comum de Serviço de Computação, agregado com o tempo de Faculdade de Computação: já lá se vão, na soma, mais de trinta anos de companheirismo.

Nossa vida gira em torno desta realidade: é cíclica. Ciclos se encerram; outros se iniciam.

Os dias, as semanas, os meses, os anos: tudo para nós gira em torno do tempo. No planeta, os ciclos de mais calor, de menos calor, de passagem de um cometa, de eclipse, etc. Como eu disse aqui em outra ocasião, compreendo que fecho um ciclo na UFPA. Queira Deus que eu consiga iniciar e terminar outros mais!

Aos amigos da UFPA: a despeito de eventual momento de tristeza pelo que ficou para trás e por não haver mais a convivência, informo-lhes que estou vivendo a quadra mais feliz e mais fecunda da minha vida.

É tempo de colheita, mas ainda há muito a semear!

HABILIDADE A EXPLORAR

Eu tinha a pretensão de um dia ser escritor. Para isso me preparei desde cedo, lendo bastante e sempre exercitando a escrita quando possível. O que não consegui ler logo, e que julguei que me seria útil para o ofício da escrita, eu fui acumulando para leitura futura.

Nos grupos de que tenho participado (universidade, igreja, condomínio, clube), quando há necessidade de produzir um texto qualquer (relatório, memorando, ofício), eu me proponho a fazê-lo.

Desta forma, por exemplo, em 1.983, eu presidia a Associação de Pós-graduandos da PUC/RJ, e fui participar de reunião de representantes das associações do país na Escola Paulista de Medicina, na cidade de São Paulo. Fiz parte da comissão que elaborou documento apresentado ao MEC, pedindo reajuste das bolsas de mestrado e doutorado.

Depois recebi recortes de jornais de colegas de São Paulo que davam conta que esta carta, de cuja feitura eu havia participado, foi lida no Senado Federal, por senador que havia sido professor da USP, ligado à pós-graduação em Sociologia. Este senador viria a ser eleito presidente da República duas vezes: Fernando Henrique Cardoso.

ÉTICA NO RELACIONAMENTO

Profissional de tecnologia, ele presenteia a namorada com celular com sistema instalado e adrede configurado para registrar na nuvem ligações e mensagens enviadas e recebidas (registros acessíveis só para ele, claro, e sem que ela tivesse conhecimento disto).

Não pareceu que ele tivesse objeções morais ao seu comportamento, pois chegou a comentar com amigos. Para justificar a atitude, ele disse que tinha intenção de levá-la ao altar.

Convenham: há pertinência na pergunta seguinte.

– Caso soubesse disso, ela aceitaria ir?

RELATO DE UMA ABJEÇÃO

Foi o que me ficou em resumo, para qualificá-lo, depois que soube do caso contado pelo próprio namorado.

Para ele, nada de errado havia na sua atitude. Era só prevenção.

PARA PRESERVAR A AGILIDADE

Todos sabemos que por volta dos trinta anos, o corpo humano começa a apresentar sinais mais evidentes de declínio. A agilidade já é bem menor, cansa-se mais com menos esforço feito, o metabolismo fica mais lento. Como consequência, engorda-se mais facilmente. Na marcha para a decrepitude uma coisa deve preocupar sempre: a perda da agilidade.

Por isso, devem-se fazer caminhadas diárias, a passos rápidos, se não houver impedimentos médicos (é o caso, por exemplo, dos que têm problemas coronarianos).

Escrita esta nota, fruto da observação com meu próprio corpo, encontro comentário do Dr. Uronal Zancan respaldando o conteúdo. Ele cita pesquisa relatada em artigo publicado na Jama (*Journal of the American Medical Association*), de 5/1/2.011, com o título "Gait Speed and Survival in Older Adults" (Velocidade de marcha e sobrevivência em adultos mais velhos).

Em suma, o que concluí com o que ocorre comigo e o que vejo à minha volta, chancelada pela pesquisa mencionada pelo Dr. Uronal: temos que nos movimentar todo dia, procurando fazê-lo com rapidez. Jamais se render ao imobilismo; assim, conseguiremos preservar melhor qualidade de vida por mais tempo.   Isto serve também para jovens.

TENTANDO MINHA PERMANÊNCIA

Tendo começado a trabalhar na UFPA com 21 anos (1.976), eu completei 35 anos de trabalho em 2.011. Ocorre que eu tinha 56 anos; a regra para aposentadoria estabelecia, para o meu caso, além dos 35 anos trabalhados, 60 anos de idade. Só em 2.015 me tornei sexagenário (aí já com 39 anos trabalhados).

Em novembro passado, dei entrada do pedido à UFPA; alguns estudantes, quando souberam que eu estava de saída, se surpreenderam:

– Como pode isto, professor? Tão novo (hahaha!), e já vai aposentar-se? ! Não vá, ainda! Fique um pouco mais!

Eu expliquei que passei sete anos além do tempo mínimo de trabalho; não se tratava de sair no dia seguinte após completar este tempo.

E mais ainda: eu só teria mais sete anos pela frente, para sair pela aposentadoria compulsória (70 anos).

Financeiramente, eu tinha pouco a ganhar permanecendo; era questão de tempo para chegar a professor titular, sem grande diferença em termos de vencimentos. Com o tempo livre agora posso assumir compromisso em qualquer lugar como professor *freelancer* (se convidado, e se quiser), e me voltar para a carreira de escritor, que esteve na minha cogitação desde há muito, mas como visão de futuro, pois eu não dispunha de tempo para dedicar-me a ela. Só que agora o futuro chegou. Em breve terei surpresas para os amigos nesta área.

Quando redigi esta nota, eu tinha pouco mais de um mês na condição de aposentado: a portaria do Reitor é de 21/2/2.018. Consta na portaria: "aposentadoria voluntária por tempo de contribuição".

TAMANHO DA BARRIGA

Sem que lhe tenha sido perguntado, um colega tenta explicar por que está bem mais gordo:

– Minha alimentação é muito forte.

O adjetivo empregado não me ajudou a entender. Como é questão pessoal, não me interessei por saber o que é alimentação forte para ele. Interessante que não tenha falado nem em quantas refeições fazia, nem nos alimentos que comia e nem no tamanho das porções ingeridas.

DELICADEZA E CINZAS

Saio sossegadamente do elevador do hotel Sheraton em Nova York (7ª avenida com a rua 53) e diviso casal de colegas ao longe, dirigindo-se para a porta de saída. Duplamente surpreso: com o encontro inopinado na "Big Apple", e por vê-los juntos. Ambos casados (conheço os respectivos cônjuges), eu não sabia se tinham iniciado relação. Para evitar possíveis constrangimentos, não os abordo, preferindo deixar que se afastassem sem que me vissem. Passei a ter cuidado nas minhas entradas e saídas do hotel para não os encontrar.

Não sei se eles me viram alguma vez; se ocorreu, tiveram comportamento semelhante ao meu.

De volta ao Rio de Janeiro, notei que ambos mantinham seus casamentos anteriores. Por óbvio, na interação com os dois casais eu ignorei que vi o que vi.

Só não digo que vou levar esta confidência para o túmulo porque prefiro a cremação. Vai para as cinzas, portanto, se minha vontade for feita.

JALECO NO UMBIGO

Segundo a lenda grega, pouco depois de nascer, Aquiles tornara-se invulnerável ao ser mergulhado na água do Rio Estige, seguro pelo calcanhar. Só que aí estava seu ponto fraco: o calcanhar não tinha sido molhado e, por isso, ficou vulnerável.

Já o meu ponto fraco é a garganta, devido aos muitos anos de trabalho com a voz. Reconhecendo essa fragilidade, passei a evitar exageros com água muito gelada; nas aulas, procurando falar mais baixo, ingerindo um gole de água de tempo em tempo para não irritar a garganta.

Certa ocasião, garganta inflamada, com dificuldade para ingerir alimentos e para falar, eu procurei o plano de saúde particular para consulta com otorrinolaringologista. Disseram-me que não seria possível consulta naquela semana, só no fim da seguinte. Indicaram-me uma clínica contratada pelo hospital para atender, emergencialmente, nesses casos. Marquei a consulta e no mesmo dia fui à clínica citada tentar resolver logo meu problema.

Sou atendido por médico de meia-idade; parecia experiente. Quando se levantou para me cumprimentar, notei que a medida de seu jaleco branco era pelo menos dois números inferiores ao que seria apropriado para a sua altura. O que tornava menos ridículo o conjunto era que ele vestia uma camiseta por baixo. Pensei: não vou julgar a competência médica pelo tamanho da bata – que o fazia parecer-se mais com um açougueiro de subúrbio.

Ele me examina, e mais que de repente acusa a necessidade de pequena cirurgia – que eu não me preocupasse, poderia ser feita no dia seguinte na própria clínica dele, desde que eu trouxesse autorização do plano de saúde. Receitou algo, que providenciei depois de sair da clínica. Para ratificar a má impressão, o medicamento receitado se mostrou inócuo. No dia seguinte, eu me encontrava na mesma condição – quase sem conseguir falar.

Como não dei crédito às palavras desse médico, retornei ao hospital, exigindo ser atendido por profissional de seu estafe naquele mesmo dia. O certo é que pela irritação que não escondi e pela contundência das minhas palavras exigindo atendimento imediato encontraram uma vaga entre as consultas marcadas. Meu argumento para ser agendado: há seis anos eu pagava o plano sem utilizá-lo uma vez sequer; quando preciso, como podiam achar razoável marcar a consulta para duas semanas depois?

Para não influenciar o médico com o diagnóstico do dia anterior, não relatei o que tinha acontecido na clínica (a indicação de urgência de uma pequena cirurgia na garganta). O otorrinolaringologista me examina, e depois diz o seguinte:

– Vou fazer a receita; compre o medicamento, e tome ainda hoje. Amanhã, já estará apto para voltar às suas aulas.

Apesar da minha incredulidade inicial, aconteceu exatamente como ele previra.

Pensei então comigo após o episódio: e se eu tivesse aceitado a recomendação do açougueiro, e feito a tal pequena cirurgia com ele?

INDUÇÃO E AUTOINDUÇÃO

Certa feita, uma amiga me fez uma pergunta que não tomei como casual. Eu lhe respondi de pronto, mas me ficou marcado o questionamento. Por quê? Não sei explicar. Muitos anos depois, eu lhe lembrei da pergunta que me tinha feito. Ela disse que não se lembrava.

Extraindo uma conclusão do episódio: ao falar algo para alguém, casualmente ou não, podemos induzi-la a dado comportamento ou não. Ela pode refletir momentaneamente a respeito do que foi dito, e descartá-lo sem registro. Mas também pode assimilá-lo, mesmo sem fazer nada como seguimento imediato, e, no futuro, lançar mão da sua lembrança.

Exatamente a mesma coisa pode ocorrer conosco com o que nos dizem. Podemos ignorar por completo, sem registro. Ou podemos dar seguimento, imediato ou futuro. Ou seja, o que nos foi dito pode induzir-nos ou não uma ação como resultado ou consequência.

Em que situações somos capazes de induzir alguma ação em alguém? Em que situações ficamos mais suscetíveis a ser induzidos pelo que nos dizem?

Resposta para as duas perguntas: não sei.

SEMPRE APRENDENDO

Não há mais que duas formas de aprender: com nossa própria experiência ou com o que outros nos relatem de alguma forma.

Um amigo me contou que precisava ir a Mosqueiro toda semana. Seus pais, já velhinhos, moravam lá. Ida e volta, ele fazia em alta velocidade. Uma ocasião, voltando a Belém, por um triz, ele não se envolve em acidente grave, com risco para si e para quem mais ia com ele e para terceiros.

Aí ele fez a reflexão iluminadora: o que eu ganho com esta velocidade? Vinte minutos, meia hora? Vale o risco envolvido? Ele deduziu que não valia.

Sempre aprendendo, por concordar com ela, eu trouxe para a minha vida sua conclusão.

NA POLÍCIA

Precisei registrar uma queixa contra uma pessoa por ameaça de morte há cerca de 20 anos. Foi minha primeira entrada em uma delegacia de polícia.

Por brincadeira de crianças, o filho dessa pessoa tinha levado a pior (machucou-se); um dos meus filhos provocou o incidente. Incontinenti, o pai vai à minha casa me ameaçar de morte se algo mais acontecesse com o filho dele. Não vi outra opção: apesar de ser um colega com quem me relacionava desde o tempo de graduação na universidade – não disse amigo porque seria inapropriado – eu o denunciei na delegacia de polícia do bairro. Reuni testemunhas que estavam em casa no dia, e fiz o registro da ameaça de morte.

Não sei se não esperava minha reação, mas o certo é que não demorou muito ele se mudou do prédio. Depois que o processo chegou ao Tribunal, pedi ao meu advogado que o retirasse.

Precisei voltar à polícia nestes dias. Agora, para reconhecer minha assinatura em atestado de conclusão de curso falso que alguém apresentou em uma instituição de ensino em que lecionava para merecer a gratificação de mestre. O curioso é que ele inventou um mestrado em engenharia de computação no Instituto Tecnológico da UFPA, e me colocou como coordenador lá. Ora, nunca coordenei mestrado nenhum. Nunca atuei em outro Instituto que não o de Exatas e Naturais. Mas vi que a assinatura era minha mesmo – ele deve ter recortado de algum atestado que eu tenha realmente emitido.

Se ele foi meu aluno, mais um para quem, não tratar só de engenharia de software ou de outro assunto específico da ementa da disciplina ministrada nas aulas, mas de valores – três dos quais: o crime não compensa; é melhor seguir a lei; esperteza não é levar vantagem a qualquer preço, é ser honesto sempre – não foi suficiente para impedir que optasse pela senda do crime. Preciso dizer que soube do caso de um aluno que cheguei a considerar brilhante. Depois, desgraçadamente, vi que preferiu fazer um atalho para a independência financeira pela via do crime. Como se fosse uma sina.

PARA EMAGRECER

Sem preocupação com medicamentos receitados, mas acompanhando com atenção tratamentos para emagrecimento que têm ocorrido à minha volta, observei que três recomendações principais dadas pelos nutricionistas aos pacientes, de certa forma, têm sua base na psicologia: 1) comer devagar, mastigando bem os alimentos; 2) fazer a refeição em prato menor que o habitual para diminuir as porções (talvez utilizar o de sobremesa); 3) encerrar a refeição ainda com vontade de comer.

A primeira recomendação (comer devagar) é para dar tempo que o cérebro seja notificado da saciedade. Quem come com pressa acaba não permitindo que seu cérebro receba a informação de satisfação do apetite sem que tenha ingerido alimento em excesso. Esta demora na informação de saciedade ao cérebro é ainda decorrente de caracteres da evolução do homem, segundo Yuval Noah Harari, historiador israelense (1.976-), em seu "Sapiens: uma Breve História da Humanidade" (Porto Alegre: L&PM, 2.016). Os primeiros homens, quando abatiam uma caça, comiam o máximo possível como forma de provisão para o futuro imediato, pois não sabiam quando teriam esta chance novamente. Portanto, a saciedade não poderia ocorrer logo. Ainda temos resquícios disso, segundo Harari.

Incluo aqui uma observação pessoal a respeito desta primeira recomendação: pessoas gordas, obesas, salvo escassa exceção, comem com volúpia aliada à pressa. Talvez por aí se expliquem muitos casos de obesidade.

A segunda recomendação (prato menor), aliada com a primeira (comer devagar), leva à ingestão de menos alimento. A terceira, aliada com as duas anteriores, é mais fácil de ser obedecida – encerrar a refeição ainda com vontade de comer. Há quem diga exageradamente que certas pessoas só param mesmo quando conseguem "topar a comida com o dedo": o que significa que a saciedade ocorre quando o dedo na garganta alcança a comida.

E a orientação de comer de três em três horas que prevaleceu por um tempo? Isto não se sustenta mais, é melhor fazer jejum intermitente. Fazer a primeira refeição (desjejum) bem rica em variedade; almoço, idem; e, na noitinha, uma refeição leve. Daí para a próxima refeição (o desjejum do dia seguinte, por volta de 8 horas) já são quase 14 horas de desjejum. Este tempo sem alimentação funciona como o jejum intermitente que tem sido recomendado.

Para finalizar, lembro novamente a receita, já citada em outro livro, da vovó Lula (falecida), que a recomendava como sendo da avó dela (aí já são quase um século e meio de sabedoria acumulada): coma tudo, mas tudo com moderação.

COMER COMO UM ABADE

Na adolescência eu participava de grupo de jovens na Igreja Católica. Isto me permitiu convivência com padres. Um deles, o padre Geraldo Silva (falecido), pároco da Igreja de São Miguel, na Cremação, mais de 40 anos atrás.

Uma ocasião, um grupo de jovens que atuava nas missas passou alguns dias em Mosqueiro na companhia do padre. Depois de lauto almoço, em que carnes e peixes tinham sido consumidos em grande quantidade, um colega, saciado, disse:

– Puxa! Comi que nem um abade!

Brincalhão como ele só, o padre contestou:

– Você não comeu como abade. Esta expressão tem sua origem relacionada a boas maneiras à mesa. Não foi o que se viu aqui. A menos que se queira tomar a forma deturpada da expressão, que significa "comer muito". É mais correto dizer que você comeu como um cavalo, mesmo!

PEQUENAS COMPLICAÇÕES

Ao tentar dar o nó na gravata depois de tanto tempo sem utilizá-la, e não conseguir, Maca, meu saudoso amigo, programador da UFPA, diria:

– Essas coisas simples me complicam.

Lembrando a grande figura que um câncer nos tirou cedo, nos primeiros anos de sua vida profissional já como professor no Curso de Engenharia Eletrônica da UFPA, numa época em que, descobrir-se com a doença era sinal de morte, certa e rápida, a ponto de Otto Lara Resende (escritor mineiro, 1.922-1.992), grande fraseador, ter dito a respeito do sentimento de solidariedade do povo mineiro:

– Mineiro só é solidário no câncer.

Hoje felizmente não é mais assim: muitos cânceres são curáveis, para outros há tratamento que garante considerável sobrevida e, em geral, quanto mais cedo são descobertos, mais chances de cura há.

A PROPÓSITO

– Solidariedade: nem no câncer.

Parodiando a frase de Resende, será que podemos dizer isto como uma síntese do povo paraense?

PEDAGOGIA DA PALMATÓRIA

Quando estudei as primeiras letras, valia esta pedagogia. A escola particular era da professora Alcinda, idosa, gorda, passos curtos. Na época, os gordos eram raros. Seu marido – também gordo – era aposentado, e acompanhava as aulas do seu escritório, ao lado. Na minha infância, só lembro este casal nesta categoria.

Como ferramenta de trabalho, ela dispunha de três palmatórias, cada uma para tipo específico de falta cometida pelo aluno – leve, média, alta. Como ela conhecia seus instrumentos de trabalho e para não os quebrar, ela modulava a força, dependendo da palmatória empregada. A espessura da madeira escura (talvez fosse acapu pela cor e peso) da palmatória para falta grave (era a que mais temíamos) tinha algo como 5 cm, e era aplicada na palma da mão aberta; a utilizada em falta leve era mais uma régua do que palmatória, e era aplicada nos bíceps do aluno. Falta grave era brigar, bagunçar, não fazer a tarefa na escola, não trazer o trabalho de casa pronto. Não cheguei a ver a palmatória de falta grave ser utilizada.

Não creio que, ao fazer a matrícula na escolinha, minha mãe tivesse autorizado formalmente aplicação de tais corretivos pela professora nos seus filhos. Mas as três palmatórias estavam lá, enfileiras na parede, presas por um barbante pelo cabo, para mostrar que constituíam instrumentos de trabalho pedagógico. Parecia que ficava implícito seu uso, quando a professora julgasse necessário.

Nos dias de tabuada – era utilizada a palmatória média –, a professora raramente chegava a bater em alguém. Certo dia, a frequência foi pequena, e todos erraram sua pergunta. Então, ela bateu em todos os presentes. Com mais alunos na sala, sempre algum estudante acertava, e este batia nos demais. Portanto, aluno batia em aluno. Havia casos (raros) de choro ao apanhar; normalmente suportávamos sem choro os golpes na mão aberta. Vi só um caso de alguém molhar a roupa ao apanhar pela primeira vez. Quem acertasse o resultado de uma operação batia naqueles que tivessem errado.

Como eu era bom em tabuada, nesses dias eu mais batia que apanhava.

Quando entrei no Grupo Escolar "José Veríssimo" (escola pública, localizada perto da Praça Batista Campos, em Belém) para o ensino primário (correspondente hoje aos cinco primeiros anos do ensino fundamental), fiquei livre desta prática pedagógica.

Os valores (éticos) mudam com o tempo. Eu nunca soube de reprovação ao método adotado pela professora Alcinda. Os tempos eram outros. Ela era famosa na rua por ser rigorosa. A vizinhança lhe atribuía o lema: "se não aprendesse, apanhava".

MEDICAMENTOS E ALIMENTOS (I)

Lair Ribeiro, médico cardiologista e nutrólogo, diz em seus vídeos a respeito de alimentação que Hipócrates (considerado Pai da Medicina, 460-370 a.c.) recomendava reflexividade entre alimento e remédio – isto é, o alimento deveria ser remédio para os males que acometessem uma pessoa, e o remédio que ela precisasse tomar, por sua vez, deveria constituir alimento para ela. O mais próximo que encontrei desta afirmação foi o seguinte princípio formulado por Hipócrates: "Nossa natureza é o médico das nossas doenças". Observe que ele cita a natureza. Registro que as minhas fontes são escassas, limitadas.

Tenho como base para escrever esta nota o livro de Richard Gordon, intitulado "A Assustadora História da Medicina", 8ª edição, Ediouro, 1.997.

Gordon (1997) cita que Hipócrates criou 412 aforismos (aforismo é uma máxima que, em poucas palavras, explicita regra ou princípio de alcance moral; ditado). Seis deles para nosso deleite (p. 11):

– "A vida é curta, a arte é longa";

– "Casos desesperados precisam de remédios desesperados";

– "Sono que põe fim ao delírio é bom, sono fora de hora e sonolência indicam doença, bem como cansaço sem motivo";

– "Os velhos ficam doentes com menor frequência que os jovens, mas levam suas doenças para o túmulo";

– "A morte súbita é mais comum no gordo do que no magro";

– "Se uma mulher saudável para de menstruar e sente enjoo, está grávida".

A respeito do último aforismo, Gordon comenta: na segunda década do terceiro milênio, todos sabemos disto, mas Hipócrates foi o primeiro a saber. Lembre que isto foi escrito por volta de 370 a.C..

MEDICAMENTOS E ALIMENTOS (II)

Os medicamentos são produtos industriais ou farmacêuticos, compostos por substâncias que tenham sido aprovadas cientificamente, resultantes de controle técnico, com o fim de prevenir, curar ou diminuir os sintomas de uma doença. Os medicamentos têm função específica. Estão sujeitos à aprovação da Agência Nacional de Vigilância Sanitária (ANVISA), ligada ao Ministério da Saúde.

Por sua vez, os remédios têm função mais ampla. São remédios quaisquer cuidados ou substâncias que se apliquem a um paciente, para curar ou aliviar os sintomas de uma enfermidade. Para ser assim rotulado não precisa ter passado por qualquer controle de qualidade, de segurança, de eficácia; pode ser um produto caseiro. Exemplos de remédios: compressas quentes ou frias, chás, até mesmo as recomendações de moderação ou de repouso que as vovós fazem são exemplos de remédios.

Em suma, todo medicamento é um remédio, mas nem todo remédio é um medicamento.

O problema dos medicamentos são os efeitos colaterais; como se tratam de substâncias que inexistem na natureza – são resultantes de processo químico ou farmacêutico – acionam os mecanismos de proteção do corpo, provocando resultados indesejáveis. Haja vista o que acontece quando a pessoa ingere antibiótico, por exemplo: o efeito colateral provocado é a devastação da biota intestinal. A função do antibiótico é eliminar bactérias prejudiciais ao organismo; não tem efeito contra vírus.

Antes de tomar um medicamento é conveniente ler a bula para cientificar-se dos efeitos colaterais, e mesmo para verificar em que medida o produto tem eficácia nos testes realizados. É frequente que esta eficácia seja muito baixa, não se justificando a submissão aos efeitos colaterais decorrentes da ingestão do produto. Isto é informado pelo risco relativo do uso do produto. Precisamos verificar o número de pacientes para quem o medicamento foi aplicado, e para quantos destes realmente houve eficácia. A eficácia muito baixa demonstra que o produto é inócuo para a maioria dos pacientes que o ingerem.

É comum o fato de um medicamento ser administrado para curar ou diminuir os sintomas de uma doença, e acarretar outra doença por conta dos efeitos colaterais que, por sua vez, quando houver a medicação vai provocar outra doença, e assim segue a indústria farmacêutica, com os perversos efeitos indesejáveis de seus produtos.

Quem diz isso é Lair Ribeiro. E olhe que ele tem credenciais para falar algo tão grave: foi vice-presidente de duas empresas da área farmacêutica nos Estados Unidos.

MEDICAMENTOS E ALIMENTOS (III)

Comentei ontem o que diz Lair Ribeiro (médico cardiologista, professor de cursos de pós-graduação em Medicina, nutrólogo) a respeito de medicamentos. Eu mencionei ontem que ele tem credenciais para falar algo tão grave: foi vice-presidente de duas empresas da indústria farmacêutica nos Estados Unidos.

Por exemplo, a respeito das estatinas (fármaco usado para baixar os níveis de colesterol no sangue) ele é taxativo – elas são veneno em forma de medicamento. Para cada 211 pacientes que tomem estatinas, somente um se beneficia. Os 210 que tomam o produto ficam somente com os efeitos colaterais, que são: dor muscular, perda de memória, fadiga.

Ribeiro recomenda que se veja o site do Dr. Duane Graveline (spacedoc.com), em que são relatados casos de malefícios das estatinas. O próprio Dr. Graveline relata sua experiência como usuário do medicamento; a gravidade dos efeitos colaterais que constatou ao ingeri-lo fez com que ele criasse o site para disseminar a informação a respeito da maleficência das estatinas; claro, isto não é de interesse dos fabricantes do produto.

Outras questões polêmicas com que se tem envolvido o Dr. Lair Ribeiro: a questão do colesterol (para ele o colesterol não é vilão, é mocinho; pelo fato de ser encontrado na "cena do crime" – nas placas de gordura das artérias – é tido como bandido); a posição das associações médicas acerca dos cuidados com os níveis de colesterol não é aceita por Ribeiro. Segundo ele, tudo o que se diz em relação ao controle de colesterol está errado. Outra questão é o uso de óleo vegetal na cozinha (em especial nas frituras) – para ele o óleo vegetal é veneno; ele diz que o óleo que se deve usar é o de coco. Outra polêmica é quanto ao uso do leite: ele diz que deve ser usado só até dois anos de idade. Como produto alimentício, o leite recebe hormônios, e é esterilizado em altas temperaturas, e com adição de partes para conservação nas gôndolas por seis meses. Neste caso ele atrai forte oposição da indústria de laticínios.

A respeito de alguns produtos: açúcar – não consumir; ovo – consumir 5 a 6 ovos distribuídos nas refeições do dia; refrigerante, cerveja – não consumir; gordura animal – consumir moderadamente (pode ser 30% do que é ingerido).

POR QUE HÁ TANTA FARMÁCIA?

Resposta curta e objetiva: o povo é doente.

Nos Estados Unidos e na Europa não encontramos tanta farmácia quanto nas cidades brasileiras. Notamos logo a distorção: automedicação e povo doente, a mercê da indústria farmacêutica.

Há prevenção? Raramente!

A falta de informação leva à doença. O que resta ao médico? Medicação!

Mesmo a compra de um analgésico é impossível no exterior sem receita.

Quem nunca viu uns sujeitos com pastas enormes terem preferência de entrar no consultório médico para divulgar novos medicamentos e levar as amostras grátis?

Certa feita, perguntei para o balconista da farmácia por que ele teria que registrar o CRM do médico se o medicamento não era controlado? Ele respondeu que o laboratório tinha interesse em saber quem tinha feito a prescrição. Todos nós somos capazes de deduzir por quê. Ninguém dá nada de graça: explicam-se os brindes dos laboratórios para os médicos na forma de passagens aéreas, inscrições em congressos, pagamento de diárias de hotéis.

PARA QUEM COME AÇÚCAR DEMAIS

Um produto feito de ervas é anunciado na tevê como indicado para as pessoas que têm diabetes ou que exageram na ingestão de açúcar. Nenhum comentário para que os telespectadores parem de comer tanto açúcar. É a publicidade de um produto, mas fica implícita a sugestão de que as pessoas mantenham a ingestão de grande quantidade de açúcar – basta tomar o tal medicamento depois.

Na mesma linha, há quem diga que os profissionais de bata branca são treinados mais para tratar doenças, e menos para atuar na manutenção da saúde de quem a tem. Em vez de ações de prevenção, são formados para tratar doenças. Com esta orientação, quanto mais doentes houver, mais espaço para atuação do profissional.

O Ministério da Saúde faz bem menos do que deveria em prevenção. Há quem diga que o mais apropriado seria chamá-lo de Ministério da Doença.

EXEMPLOS DE PERSISTÊNCIA

Quando vejo alguém que desiste depois da primeira ou até da segunda tentativa fracassada de fazer algo significativo, lembro-me do exemplo do jogador Cafu, bicampeão mundial pela seleção brasileira de futebol (1.994 e 2.002), único jogador com participação em três finais de Copa do Mundo (1.994, 1.998, 2.002).

Só que antes do sucesso foi dura sua vida: era servente de pedreiro; tentou dez vezes passar em "peneiras" para ser contratado como jogador, sem sucesso. Só depois de falhar em dez tentativas, ele conseguiu. Quantos não abandonariam seu sonho já na terceira, quarta vez fracassada?

O condicionamento atlético e a velocidade lhe levaram a destaque como lateral direito nos clubes onde jogou.

Já como profissional no São Paulo Futebol Clube, o treinador Telê Santana reconhecia seu enorme potencial, mas via necessidade de aprimoramento técnico. Colocava-o para treinar cruzamento para a área, por horas e horas.

Outro exemplo é o do ex-jogador Romário, que, no início da carreira tinha dificuldade para chegar ao campo do Vasco para os treinos por falta de dinheiro para o ônibus.

Ambos não desistiram de seus sonhos diante das muitas dificuldades.

NÓS E NOSSAS FIXAÇÕES

Lendo as obras completas de Nelson Rodrigues duas vezes (creio que eu tenha todos os livros), pude perceber as fixações do escritor. A pressa com que tinha que escrever o levava a repetir-se em muitas ocasiões, principalmente nos artigos de jornal. Talvez fosse blague o comentário que, aqui e ali, ele fazia a respeito de voltar a certos assuntos, usando metáforas, frases e ideias já empregadas. Em outras ocasiões não havia chiste nenhum, e lá estavam as mesmas ideias.

Já me vi nesta situação algumas vezes: escrever algo por achar que ainda não tinha escrito a respeito, e precisava obsessivamente fazê-lo, e depois encontrar o referido assunto em algum texto. E olhe que nem me move a urgência da entrega do que escrevo a outrem como compromisso a cumprir, salvo o pessoal! É só fixação mesmo.

VELHICE

Ele era tão velho, mas tão velho, que, prazer mesmo só o da satisfação fisiológica.

Ou seja, o que fica na base da pirâmide de necessidades de Maslow.

Como qualificar quem diz que é a "melhor idade"?

QUÍMICA, FÍSICA, BIOLOGIA, MORTE

Nosso corpo é física e química em ação. Quanto mais lentos e débeis se tornam os fenômenos físico-químicos, menos vida há. Quando param é o fim, é a morte.

Por sua vez, a biologia explica como tudo funciona, quais são as partes, identifica-as, busca compreendê-las, e reconhecer as agressões a que estão sujeitas e as implicações decorrentes.

A medicina associa a morte à parada total e irreversível das funções encefálicas: a destruição das células do tronco cerebral é de tal ordem que alcança toda a atividade cerebral; isto impede que o indivíduo consiga recuperar-se, pois perde a capacidade cognitiva e a capacidade de fazer movimentos voluntários ou de reagir a estímulos externos. Não é o caso quando ocorrem apenas lesões que levam ao coma ou à inconsciência para sempre.

A decisão sobre a condição para considerar que ocorreu a morte foi proposta por comitê da Universidade Harvard em 1.968, e acatada internacionalmente (Varella, 2011).

A VOVÓ TINHA RAZÃO

Pesquisa publicada em 29/8/2.017 trouxe a informação de que as gorduras não são os principais responsáveis por problemas coronarianos; este papel é dos carboidratos. Então fica assim: deixamos de apreciar uma picanha gordurosa a troco de nada.

O estudo tem como base a pesquisa PURE (*Prospective Urban Rural Epidemiology* – Epidemiologia Rural Urbana Prospectiva), realizado pela Universidade Hamilton – Ontário/Canadá (publicada na revista Lancet), e contesta várias pesquisas anteriores sobre a prevenção dos males cardíacos.

A investigação aponta que o melhor é ter comedimento na ingestão de carboidratos. Quanto à gordura, pode-se consumir, mas que não passe de 35% do que é ingerido.

Por isso, o médico Dráuzio Varella finalizou artigo sobre o assunto na *Folha de S. Paulo* assim: a vovó já dizia para não exagerar em nada. Se você gosta do seu coração.

O avanço da ciência é feito de marchas e contramarchas: não demora outro estudo com resultados opostos é divulgado. O recomendado mesmo é moderação em tudo. Minha querida avó Lula também assinaria embaixo.

MUDANÇA DIÁRIA

Relendo páginas de livros que escrevi faz algum tempo, às vezes, deparo com algo de que gosto. Manteria como está. Entretanto, há muitas ocasiões em que não gosto do que escrevi. Chego a me perguntar: como escrevi isto? Por que empreguei esta palavra? Ou a palavra não era adequada. Ou, com o meu olhar de hoje, soa agressiva.

Por isso, como sou diferente de ontem – e a filosofia chancela isto – o fechamento de um livro é um período conturbado: enquanto não entrego ao editor, vou alterando aqui e ali, sempre insatisfeito, em um labor interminável. Que concluo disto tudo? Noto que caminho para o refinamento, para ser menos agressivo, menos contundente, para deixar mais implícito que explícito, para ser até mais irônico, mas com brandura.

BALIZAMENTO ÉTICO

Às vezes, ficamos em dúvida se tal ou qual comportamento é ou não ético, se tal ou qual posição que precisamos tomar é ou não ética.

Masiero (2000), professor titular do ICMC-USP (São Carlos), apresenta quatro testes para saber se dado comportamento deve ser adotado ou não.

O teste da família: você contaria para sua família que fez tal coisa?

O teste da empatia: como lhe pareceria se você se colocasse na posição da pessoa atingida pela ação?

O teste do sentimento: como você se sente agindo desta forma? Intranquilo? Causa-lhe incômodo?

O teste do repórter investigativo: que lhe parece se sua ação fosse veiculada em noticiário na televisão?

Se a intuição nos diz que alguma ação não é ética, ou não é moralmente correta, é melhor fazer antes os testes para seguir com a consciência tranquila.

ÉTICA MÉDICA[4] (II)

A questão dos médicos cubanos esteve na pauta por esses dias, em vista das exigências do presidente eleito para manutenção da parceria com o governo ditatorial da Ilha de Cuba no programa "Mais Médicos". Apreciações a respeito agora dos médicos brasileiros estão sendo feitas.

No que toca a alguns destes formados no Brasil (nunca conversei com médico cubano), sem generalizar, considerando uma parte significativa dos com que interagi, percebi que esta parcela demonstrava ter tido pouco aproveitamento na disciplina "Ética Médica". Em livros anteriores da série "Casos e Percepções" (crônicas), eu relatei casos em que isto ficava patente.

BELEZA PARA VENDER

Como são belos os filmes de anúncios de produtos alimentícios nos intervalos dos jogos da Copa! O que vale menos, claro, é a qualidade alimentar do produto. Não precisa ter. Tomemos o caso dos embutidos: um dos produtos mais maléficos à saúde, pela quantidade de sal e de conservantes que carregam.

Já encontrei em algum lugar a informação da medida da maleficência da salsicha, por exemplo: alguém dizia que cada unidade comida representa um dia a menos de vida do consumidor. Assim como não lembro a fonte, também não sei como se chegou a este cálculo. Pode ser tudo falso.

Na Nutrologia, o que vale como verdade científica por um tempo pode ser negado em seguida. Como quando foi publicada a notícia, baseada em pesquisa, de que a ingestão de picanha engordurada era maléfica. Investigações recentes contrariam os dados anteriores se a ingestão ficar em 35%. Que pena! Quanto desfrute não

---

[4] Notas extraídas de "Mais Casos e Percepções de 2.018", livro de crônicas lançado em 2.018.

realizado por quem gosta da picanha, e deixou de comer com medo do problema coronariano!

Da mesma forma como é falsa a mensagem subliminar contida no bonito e benfeito filme do anúncio que faz parecer que não há mal nos embutidos.

APAGUEM TUDO A RESPEITO DE ÔMEGA-3

Pois fica assim: o que diziam acerca do benefício de tomar cápsulas de ômega-3 para prevenir doença coronariana não vale. Porém, fica a ressalva, como o avanço do conhecimento científico é zigueza-gueante, pode haver reversão logo mais ali.

A informação da hora é que estudos de revisão de 79 pesqui-sas realizadas com exame de dados de 112.000 pessoas, bem mais acurados e completos, atestam que é inócuo o produto.

Engraçado que havia tantos fabricantes, que logo aparece quem certifica a qualidade do produto, garantindo que o peixe do qual é extraído o tal óleo tem que provir de "águas frias e profun-das"; por isso, é melhor que venha da Islândia e cercanias. Uma certificadora holandesa era a palavra final em homologação e ela na sua eficácia só concedia seu selo para um produto de cada país. Devem ter ganhado muito dinheiro os espertos. Os estudos mais recentes têm reduzido o avanço da indústria de suplementos ali-mentares.

Quero acompanhar como a indústria do ômega-3 vai reagir de-pois desta cacetada na cabeça.

E como prevenir problema cardiovascular (infarto e acidente vascular cerebral) então? A líder da pesquisa encomendada pela Organização Mundial da Saúde (OMS), Lee Hooper, da Universida-de de East Anglia (Inglaterra), recomenda o mesmo que as nossas sempre lembradas avós (no meu caso, a minha referência é a vó

Lula) diziam (ou dizem): não fumar, ter alimentação saudável e vida ativa.

A OMS ainda não se manifestou acerca da pesquisa.

(Natalia Cuminale, "Inútil para o coração". In: Veja, ed. 2.592, 25/7/2.018).

CONFRATERNIZAÇÃO NATALINA

No clube, ficou combinado que cada um dos praticantes do futebol social levaria uma peça de carne para o churrasco de confraternização de Natal. Havia uma cota à parte para a bebida.

Um levou uma picanha, outro uma peça com bisteca, outro uma parte de costela bovina, e assim todos contribuíram de alguma forma. Um colega preferiu levar um quarto de carneiro, já temperado em casa para pôr na brasa.

E assim passou-se o fim de tarde de sábado: rodadas fartas de carnes e bebidas diversas, servidas pelos garçons do clube.

Passadas duas ou três horas, o colega que havia levado o quarto de carneiro lembrou-se de procurar o churrasqueiro para provar um pedaço da carne que havia trazido. Não encontrou vestígios do carneiro. Ele disparou alarme de que tinham levado sua contribuição.

Pergunta aqui, pergunta ali, alguém informou que viu um dos participantes, auditor fiscal aposentado, descendo por uma saída lateral, sobraçando a citada peça.

Só meses depois o fujão teve coragem de voltar ao clube.

SANTO DA CASA

Aconteceu com Jesus: ao voltar à Nazaré, sua cidade natal, já como autor de milagres, o povo não reconhecia seus merecimentos:

– Mas não é o filho do carpinteiro, que até outro dia ajudava o pai na oficina? Como pode ser um profeta?

Não é suficiente o sucesso feito fora para ser reconhecido em casa.

RECONHECIMENTO? SÓ MORTO

Vendo uma entrevista da poetisa Hilda Hilst (1.930-2.004), homenageada na Flip 2.018 (Feira Literária de Paraty/RJ): ela dizia que não há jeito de um escritor ser reconhecido em vida. É preciso estar morto para receber as homenagens que merece.

O desconhecimento do tamanho da nossa finitude nos leva a este erro: só reconhecer méritos postumamente. Algo como: você tem méritos pela obra, já seria possível reconhecer pelo conjunto, mas é preciso que morra para as homenagens devidas.

DOIS CASOS DE AFRONTA À VIDA

Dois colegas que se foram: algo em comum, que talvez justifique o desenlace prematuro. Pouco apreço à vida, como se estivessem imunes às doenças pelo desregramento, pela forma como viviam. Ambos não cuidavam minimamente da própria saúde. A bebida alcoólica era o mal comum. Ora, só pela regra de que, a cada copo de cerveja, é necessário ingerir trinta e dois copos de água para remover a acidez, e nenhum viciado em álcool consegue fazer isto, eles estavam preparando o corpo para males que adviriam sem demora em decorrência de tanta violação à saúde. Para um deles, o fim de semana era todo dedicado à cerveja, desde a manhã do sábado até o fim do domingo. Ele se continha nos dias de trabalho, mas ingeria uma ou duas grades no fim de semana. Na segunda-feira estava imprestável para o trabalho.

O outro bebia menos, mas não só no fim de semana. E a bebida preferida era uísque. A agressão à saúde era complementada com o ritmo que impunha à sua vida, como se o dia presente fosse o seu último para viver, e tinha que fazê-lo com mil demandas para atender. Trabalho intenso desde cedo, pulando de um lugar para o outro, até à noite, em ritmo insano. Quando encerrava o trabalho noturno, em vez de ir para casa descansar, ainda finalizava o dia no clube até o início da madrugada. O dia seguinte era semelhante.

O primeiro foi acometido de problemas cardíacos, agravados com cirrose e câncer.

O segundo, debilitado pela bebida e pelo ritmo de vida, sofreu com doença que normalmente não leva à morte, mas que encontrou em seu organismo o ambiente favorável pelas defesas imunológicas baixas para agravamento até deixá-lo imobilizado em uma cama, por mais de um ano até a morte.

Queriam morrer tão jovens? Claro que não! Na situação deles isto nunca era cogitado, mas eles fizeram muito para que fosse antecipado. A expectativa ainda apontava pelo menos mais duas ou três décadas de convívio com a família, com os amigos e com os prazeres que a vida oferece. Agiam como se imortais fossem, e não devessem preservar a vida. A própria.

NO VER-O-PESO

Vale para toda a zona comercial da cidade de Belém o cuidado com que se deve fazer qualquer transação, para não ser passado para trás. No mercado de venda de peixe, atenção redobrada. Um dia, quem sabe, a fiscalização municipal vai funcionar para verificação do peso, pedido no nome do próprio prédio. Outra coisa simples é a exigência de informação do preço da mercadoria, para que não haja cobrança pela indumentária do freguês. Mas são coisas que cabem a um agente municipal, e sabemos que eles não costumam ser confiáveis ou, quase sempre, não estão a postos. Nosso estágio civilizatório ainda não atingiu este patamar.

Depois de percorrer os vários talhos, cheguei aonde havia o que eu queria no preço que julguei justo; tive que perguntar o preço, pois não havia tabela de informação. Pedi ao peixeiro dois quilos do peixe cortado. Havia alguns pacotes já preparados sobre o balcão, e ele continuava cortando peixe para formar outros. Ele pôs na balança um pacote com seiscentos gramas a mais. Informei que só tinha dinheiro para dois quilos. Rapidamente, ele pegou o pacote certo, com os exatos dois quilos pedidos.

Ele tentou, mas não deu certo. Quem sabe o próximo aceite levar mais do que precise?

ESTREITAMENTO

Colega reporta que seu amigo, sessentão, antes com tantos interesses – mulheres, trabalho, viagens, esportes, festas – agora só pensa em uma coisa: comer, beber, comida, bebida, o que comer, o que beber, o que petiscar. Abastecer o freezer e a despensa para não haver risco de faltar algo passou a ser programa diário obrigatório. A conversa é monotemática: a respeito do que comeu no almoço ou do que pretende jantar, de um queijo especial para degustar com um licorzinho especial, do que bebeu, etc.

Moral da história: seus interesses foram-se estreitando, e ele crescendo para os lados...

O NEGÓCIO DAS FARMÁCIAS

Para ocupar o espaço de um grupo empresarial que quebrou, vieram logo três ou quatro novos de fora. Lojas novas, outras ampliadas, com estacionamento, uma ao lado da outra. Como isto pode ser tão rentável? Há clientela para tanta farmácia?

Há algo de estranho neste negócio: é certo que o povo automedica-se; o governo não atua com força na prevenção; então há mais doentes, por desinformação. Lembro a respeito pesquisa americana (os americanos com sua mania de fazer pesquisa para tudo) que chegou ao seguinte padrão estatístico: ter curso superior aumenta o tempo de vida de uma pessoa em nove anos. Eu até usava, na brincadeira com os alunos, este argumento para que eles não deixassem de concluir seus cursos e, assim, caberem no molde estatístico que atesta que mais informação significa mais apreço pela vida, pela saúde, pela manutenção da saúde, por mais atenção à prevenção e, consequentemente, isto se reflete no tempo de vida. A ignorância leva ao contrário: menor tempo de vida. Há exceções, claro: casos isolados podem ficar fora do modelo – abaixo ou acima dele.

Andamos pelo mundo e não vemos esta efervescência empresarial no ramo comercial. Aliás, é até raro encontrar uma farmácia na Europa e nos Estados Unidos.

Como explicar isto? Não caberia investigar? Há algo de escuso por trás do negócio? Ou se trata de força do capitalismo, com o acirramento da concorrência como não se vê, por exemplo, no ramo de supermercados em que somos forçados a viver quase sem concorrência?

Quem tiver alguma resposta, compartilhe.

PARA QUEM FAZ

Fique sabendo que fazer algo de diferente, não acomodar-se, ser propositivo, inovador, vai incomodar muita gente que não quer que ninguém se destaque. É assim o gênero humano. E se você fizer algum sucesso com algo que tenha realizado então! É uma afronta para essas pessoas.

Não espere aceitação: elas nunca reconhecerão seus méritos, apenas terão olhos para seus erros. Vão tentar criar obstáculos.

Que fazer? Seguir adiante, ignorando estas reações incompreensíveis, superando-as. Como? Fazendo ainda mais, além do que lhe é devido. Você pode retrucar:

– Mas, assim vai haver mais reação ainda.

É, vai. Só que no fim você terá o trabalho realizado. Ninguém pode tirar-lhe o que tiver feito.

O QUE FAZER COM OS LIMÕES DA VIDA

Tenho refletido que alguns dissabores naturais da vida têm-me servido para alcançar o inimaginável, o impensável, o imprevisto. O ditado do senso comum diz para, se a vida nos der um limão, é natural daí fazer uma limonada em vez de simplesmente jogar fora o fruto que a vida nos deu ou que restou de alguma situação. Mesmo não sendo o que era nosso desejo, afinal foi o que ficou. Como ir mais alto a partir deste ponto? Esta é a questão. Depois, é só resolvê-la.

Lembro a história de um colega que encontrou como forma de tratar o baque de um divórcio imprevisto, desarquivando um projeto acalentado há tempo: obter o título de doutor. Com o afinco com que se dedicou à tarefa, foi recompensado duplamente: esqueceu o infortúnio que precisava apagar da mente, e obteve o título em tempo recorde. É o que comentei de ir mais alto depois de ter caído, e ter que se levantar do chão.

Em várias situações encarei os reveses desta maneira. É certo que no início amarguei o dissabor – o gosto não é bom, é acre, com frequência, até acérrimo.   Enquanto convivia com ele, me vem a ideia de tomar aquilo como ponto de partida para algo bem maior. E, assim, eu vou em frente, realizando!

Parado, só quando reservo instantes para ver os passarinhos que vêm alimentar-se na sacada de casa, do alvorecer até o pôr do sol.

VIDA POLICRÔNICA

Meu método de trabalho é não ter método. Seguir um pouco ao acaso, fugindo dos scripts, com a disposição de momento. Para isso, há muitos projetos iniciados – alguns em quarentena, outros paralisados por alguma razão – esperando uma decisão ou uma informação – para poder prosseguir.

No dia em que redigi esta nota eu acordei, e tinha três livros em andamento; fui dormir no fim da noite, e passaram a ser seis. Entre o acordar às seis da manhã e o dormir às vinte e três horas, três outros se tornaram inadiáveis. Não os tinha como tal no dia anterior, mas as reflexões dos últimos dias me fizeram convergir para a melhor decisão tomada: em vez de fazer as parcerias que eu havia cogitado, decidi fazer tudo sozinho.

Tenho preferido trabalhar com parceiros, mas, às vezes, não é possível; estes estão ocupados ou têm seus próprios planos. Nada a fazer, então. Neste caso particular a que me refiro observei que ficou melhor assim, considerando o fator tempo. Foi apreciavelmente mais rápido o desfecho do trabalho envolvido por depender só de mim. Pago um preço, porém: a qualidade provavelmente seria maior com a parceria.

P. S.: [1] a nota foi escrita um mês e meio antes de eu decidir trabalhar nos livros "Elementos de Didática da Matemática", "Elementos de Didática da Física" e "Elementos de Didática das Ciências Naturais", tendo como base o livro "Elementos de Didática da Computação", lançado em julho/2.018. Hoje os três livros estão prontos; aguardo somente o envio, pela Biblioteca Nacional, dos ISBNs respectivos para liberar para as plataformas de venda de livros digitais.

[2] O título da nota acima vem a propósito do que escrevi em meu livro "Outros Casos e Percepções", publicado em julho/2.018. Reproduzo esta nota abaixo:

MONOCRÔNICAS E POLICRÔNICAS

Encontrei no livro Como se faz uma tese (27ª ed. São Paulo: Perspectiva, 2.007), de Umberto Eco [1.932-2.016] (escritor italiano, professor universitário, crítico literário, filósofo, semiólogo e linguista), uma classificação interessante de pessoas. Segundo Eco, existem *as pessoas monocrônicas – aquelas que só trabalham bem quando começam e acabam uma coisa por vez; são pessoas metódicas, mas, às vezes, fantasiam de forma limitada. As pessoas policrônicas, ao contrário, só trabalham bem quando conduzem várias atividades concomitantemente e, se se concentrarem numa delas, tornam-se opressas e entediam-se. São pessoas mais criativas; não raro, são atabalhoadas e inconstantes.*

Na interação com jovens, percebemos que eles são, em sua maioria, pessoas policrônicas: sentem-se confortáveis de fazer muitas coisas ao mesmo tempo.

Como escritor, percebo que tenho este toque policrônico: estou sempre com vários textos em andamento; quando um me enfada ou esbarro em algo que exija reflexão ou alguma pesquisa ou quando a intenção é deixar em quarentena para reanálise depois, retomo outro texto cuja redação tinha interrompido. Confirmando o que mencionei: estou escrevendo no momento três livros.

RECIPROCIDADE

Estou sempre à disposição nos grupos de que participo para cooperar, seja com quem for. Assim, tenho recebido material para opinar, para criticar, para revisar. Coloco-me à disposição, sem restrições.

Depois de atender seguidas vezes um colega, descubro, lendo um de seus textos, que ele tinha habilidade em área sobre a qual eu tinha livro para publicar proximamente. Então, pensei: vou pedir que fulano leia meu livro novo, e opine a respeito antes de lançá-lo.

Preciso dizer que, quando me predisponho a colaborar, eu o faço indistintamente e sem esperar nada em troca. Só fiz o pedido a este colega porque vi que ele, por ser pessoa conhecedora do assunto, mesmo se fizesse uma leitura na diagonal, poderia contribuir com seus comentários.

Não! A rejeição foi imediata e sem tergiversações! A forma como entendi o que ele disse: só poderia rever a obra nas calendas gregas.

Publiquei mesmo sem sua opinião, claro, pois resolvi não esperar as tais calendas.

OBJETIVO DA EXISTÊNCIA

Encontro em "Homo Deus: uma breve história do amanhã", de Yuval Noah Harari, Companhia das Letras, 2.016, as seguintes citações de Wilhelm von Humboldt, diplomata e filósofo alemão, fundador da Universidade de Berlim, 1.767-1.835, considerado o criador da universidade voltada para a pesquisa:

– O objetivo da existência é a "destilação da mais ampla experiência de vida possível para formar sabedoria".

– "Só existe um ponto culminante na vida – ter tomado as providências necessárias para sentir tudo o que é humano".

Harari afirma que a última frase poderia ser o lema do humanismo (valorização do ser humano, sem apelo à religião; antropocentrismo em lugar do teocentrismo).

DOENÇA DE ALZHEIMER

Este assunto passou a me interessar por ter acompanhado nos seus últimos dias familiar que sofria da doença. Minha intenção foi em recolher informações, em especial para ver o que pode ser feito preventivamente. Esta é a razão desta nota: apresentar o que obtive nesta busca.

Muito do que consta do texto foi extraído do livro "Doença de Alzheimer: o guia completo", de Judes Poirier e Serge Gauthier (São Paulo: MG Editores, 2.016).

Judes Poirier é professor titular de Medicina e Psiquiatria na Universidade McGill, Montreal, Canadá; é dirigente da unidade de neurologia biomolecular do Douglas Mental Health University Institute, em Montreal. Serge Gauthier é professor titular de Psiquiatria, Neurologia, Neurocirurgia e Medicina na Universidade McGill; é dirigente da unidade de pesquisa em doença de Alzheimer no Centro de Estudos de Envelhecimento da mesma instituição.

Comecemos com a explicação do nome da doença.

Em 03/11/1.906, em um congresso de Psiquiatria, Alois Alzheimer, psiquiatra alemão, apresentou o caso de uma paciente que ele conhecera em 1.901 em Frankfurt, e que havia despertado sua atenção particular por apresentar anomalias estranhas, que não se enquadravam nos padrões estabelecidos até então. Com pouco mais de 50 anos, ela apresentava características similares a pacientes com demência, mas havia incoerências inexplicáveis: períodos de lucidez entremeados com comportamento incoerente e até agressividade, em certos momentos (Poirier & Gauthier, 2016).

Com sua mudança para Munique, Alzheimer não pôde acompanhar o tratamento da paciente.

Em abril de 1.906, ao saber da morte da paciente, Alzheimer solicitou ao hospital o envio do prontuário para estudo; ele pediu também o cérebro para realizar análise microscópica, e aprofundar suas investigações.

A análise encontrou grande atrofia dos lobos cerebrais, perda significativa de células neuronais, placas senis em todo o cérebro, inclusive nos vasos sanguíneos. Estas alterações levaram ao diagnóstico de demência senil, comum em pessoas muito idosas (idem).

A apresentação do caso da paciente por Alzheimer, a despeito de solidamente apoiado em observações clínicas e patológicas, não chamou a atenção da comunidade científica alemã, para sua decepção.

Um ano depois, três pacientes com as mesmas características descritas por Alzheimer foram recebidos no hospital para tratamento. As análises feitas nesses pacientes confirmaram o trabalho relatado por Alzheimer – tratava-se de "doença neurodegenerativa progressiva que danificava tecidos cerebrais" (idem, p. 25).

A partir de 1.910, passou-se a chamar de "doença de Alzheimer" os casos clínicos e patológicos semelhantes ao descrito pelo psiquiatra em 1.906. As características marcantes da doença são a presença de "distúrbios de memória, deterioração progressiva na capacidade de discernimento e problemas comportamentais" (idem, p. 27).

Algumas informações extraídas do livro em tópicos (idem):

1) No início da era cristã, a expectativa de vida não chegava aos 30 anos; até 1.800, houve pequeno aumento da expectativa; a partir daí, a expectativa chegou quase a dobrar.

2) As vacinas, os antibióticos, os cuidados com a higiene e as melhorias na alimentação são os principais responsáveis pelo aumento da expectativa de vida dos dois últimos séculos.

3) Quase dois terços dos pacientes com doença de Alzheimer são mulheres, diferentemente do que acontece com outras doenças crônicas, que afetam mais aos homens (doença cardiovascular, homens com 60%; câncer, homens com 59%; diabetes, homens com 58%). Igualdade só em acidente vascular cerebral (AVC), com 50% a 50% para cada gênero (idem).

4) A doença de Alzheimer faz parte da família das demências, caracterizadas pela perda progressiva da memória e de algumas habilidades intelectuais, comprometendo atividades cotidianas. Ocorre declínio das funções cognitivas, redução da capacidade de trabalho e perda da memória recente, mas o paciente mantém lembrança de eventos de anos atrás. Minutos depois de ter feito uma

pergunta, o paciente a refaz, pois não lembra; minutos depois de ter feito uma refeição, o paciente a pede novamente como se não tivesse feito. A capacidade de relacionar-se socialmente é prejudicada, afetando sua personalidade.

5) Para haver diagnóstico de doença de Alzheimer, além da perda de memória de curto prazo, deve ser percebido declínio na linguagem e/ou na capacidade de discernimento e de tomada de decisão. Com a perda da memória de curto prazo, o paciente torna-se repetitivo: refaz perguntas feitas há poucos minutos.

6) As atividades cotidianas são afetadas pela doença de Alzheimer. Por exemplo, o paciente não consegue realizar as seguintes atividades diárias: vestir-se, fazer asseio pessoal, alimentar-se, tomar medicamentos, cuidar das finanças. O paciente fica dependente de ajuda para realizar estas tarefas; perde também a capacidade de controlar a bexiga e o intestino (incontinência urinária e fecal), requerendo o uso de fraudas.

7) A doença de Alzheimer é considerada uma doença crônica, pois, quando diagnosticada, não põe em risco a vida da pessoa no curto prazo, nem constitui emergência médica. Mas evolui para a morte, passando por vários estágios.

A classificação mais usada mundialmente é a Escala de Deterioração Global (*Global Deterioration Scale* – GDS), desenvolvida por Barry Reisberg, constituída de sete estágios.

O Estágio 1 (em que há ausência de sintomas) é o que se aplica a quem envelhece normalmente, entre os quais os propensos a ter a doença de Alzheimer. O risco de ter a doença varia de um indivíduo para o outro, e depende do histórico familiar (herança genética) e do histórico da vida da pessoa (escolaridade, pressão alta, etc.).

O Estágio 2 é caracterizado por "sintomas leves", "sem declínio mensurável em exames neuropsicológicos": lapsos na memória de curto prazo, dificuldade de tomar decisões, mas ainda sem efeito em atividades cotidianas. O Estágio 2 é dificilmente detectado, pois os sintomas são confundidos com "sinais de velhice" da pessoa.

No Estágio 3, os sintomas ainda são leves, e já é possível constatar declínio em exames neuropsicológicos, mas "sem efeito significativo nas atividades cotidianas".

No estágio de demência leve [Estágio 4], o paciente consegue dirigir um carro, se acompanhado.

No estágio de demência moderada [Estágio 5], a pessoa não consegue escolher suas roupas, nem cuidar de suas finanças; perde a capacidade de dirigir. Aparecem sintomas comportamentais como maior irritabilidade.

No estágio de demência grave [Estágio 6], o paciente necessita de que alguém o vista, de que lhe dê banho, e de que o acompanhe permanentemente. As habilidades funcionais ficam mais comprometidas. O paciente fica mais agressivo e agitado na hora do banho e à noite.

No estágio terminal da doença (demência muito grave) [Estágio 7], o paciente não consegue caminhar, ficando restrita à cama e à cadeira de rodas; apresenta dificuldade de engolir alimentos (*idem*). É o estágio de dependência total do paciente.

O período de tempo para evolução da doença de um estágio para o outro depende de pessoa para pessoa.

8) Médicos das seguintes especialidades podem fazer o diagnóstico da doença de Alzheimer: Psiquiatria, Geriatria, Clínica Geral e Neurologia.

9) São fatores de risco para a doença de Alzheimer (*idem*): idade, gênero ("dois terços dos que têm Alzheimer são mulheres" [p. 102]), baixa escolaridade, abuso de álcool, hipertensão, diabetes.

São fatores de proteção contra a doença de Alzheimer (*idem*): mais de 12 anos de escolaridade, quantidade moderada de vinho tinto, atividade física e intelectual, redes sociais (socialização). O esforço da educação continuada por muitos anos exercita o cérebro, garantindo "proteção eficaz contra os efeitos deteriorantes da doença de Alzheimer" (p. 103), por meio da criação de uma rede de conexões neurais que resiste ao envelhecimento normal ou patológico.

Foram feitos estudos rigorosos para confirmar se os seguintes são efetivamente fatores de prevenção da doença de Alzheimer: 1) uso de medicamentos para combater a pressão alta, 2) uso de medicamentos anti-inflamatórios, 3) uso de anti-oxidantes (vitamina C, vitamina E, Ginkgo biloba), 4) fármaco para reduzir o colesterol no sangue (estatinas), 5) terapia hormonal (estrogênio), 6) dieta similar à mediterrânea (ou seja, baixo consumo de carne vermelha, consumo de aves, peixes, azeite, grãos e vegetais).

Os estudos realizados confirmaram que os métodos farmacológicos para retardar ou conter a doença de Alzheimer, citados acima, se mostraram ineficazes.

Que mostraram os estudos em grande escala, em que os resultados podiam ser reproduzidos? A prática de atividade física (moderada) várias vezes por semana comprovou-se eficaz: "desacelera visivelmente a progressão da doença, e chega até a retardar seu aparecimento em indivíduos com risco, mas ainda não afetados" (p. 115). É verdade também que a dieta mediterrânea (baixo consumo de carne vermelha; rica em carne branca e peixes, frutas e vegetais) é fator de proteção contra a doença de Alzheimer.

E mais: combinar a atividade física com a dieta mediterrânea potencializa os resultados, sendo capaz de retardar o aparecimento dos primeiros sintomas da doença.

Outra conclusão dos estudos: hábitos saudáveis que envolvam atividade intelectual têm contribuição "modesta, mas significativa" no combate à progressão da doença nas pessoas acometidas (p. 115).

Em suma, os métodos comportamentais (e não os medicamentosos) apresentaram benefícios mensuráveis. A eficácia aumenta quando esses métodos são combinados.

Ainda não existe cura para a Doença de Alzheimer. As pesquisas caminham em duas frentes: a busca de compreender o que efetivamente causa a doença e a produção de medicamentos para o tratamento. Até aqui o que é estabelecido como objetivo do tratamento é estabilizar os sintomas, garantir progressão mais lenta da doença, de modo que o paciente se mantenha independente de ajuda nas atividades cotidianas por período mais longo, e que tenha aumentada sua sobrevida, com melhoria relativa da qualidade de vida (para as condições), mesmo nos estágios avançados da doença.

A Associação Brasileira de Alzheimer (ABRAz)[5] é uma entidade civil, sem fins lucrativos, que atua em defesa dos direitos do portador da doença de Alzheimer e de seus familiares. Tem como missão a oferta de apoio emocional e com informações aos familiares de pacientes com a doença, a promoção de atividades de estimulação cognitiva e social para pacientes, a divulgação de informações a respeito da doença e a intermediação com promotores de ações que beneficiem pacientes e cuidadores.

---

[5] http://abraz.org.br

SUFOCOS EM AVIÃO[6]

Nestes tempos de quedas de aviões (referia-me ao apagão aéreo do governo Lula), lembro-me de um sufoco passado num voo de São Paulo para o Rio.

Eu morava na cidade do Rio de Janeiro (cursava mestrado na PUC/RJ) e presidia a Associação de Pós-graduandos da Universidade. Fui participar de uma reunião em Florianópolis.

Na volta, decidi descer em São Paulo para apanhar um voo da ponte aérea, de modo a pousar no aeroporto Santos Dumont em vez do Galeão para gastar menos com táxi. Dito e feito.

No meio do caminho entre São Paulo e Rio, ouvimos uma explosão, seguida de uma leve oscilação da aeronave. Uma das turbinas tinha travado, sem incêndio. Pânico entre os passageiros! Algumas senhoras começaram a rezar, tensas, chorando.

Arrependi-me enormemente de ter trocado de avião. Cheguei a pensar no pior, imaginando as notícias dos jornais no dia seguinte, dando conta da mudança para o avião provavelmente acidentado como relatam os jornais, levando à conclusão de que a pessoa tinha de morrer naquela data, por ter tomado uma decisão de última hora.

Há, é claro, os casos dos que escapam na última hora por decidir não viajar.

Por causa do problema da turbina, o pouso teve que ser feito no aeroporto do Galeão. Foi feito com a emergência a postos, sem nenhum problema. E aí um ônibus nos levou ao aeroporto Santos Dumont!

Noutra ocasião, indo para Macapá, apresenta-se a comandante toda vaidosa para fazer seu primeiro voo nesta condição. Voo tranquilo. Na hora de pousar, como ficasse sobrevoando a cidade, ela

---

[6] Extraído de "Casos e Percepções de um Professor", livro de crônicas publicado em 2.016.

nos avisa pelo alto-falante que ninguém se preocupasse: ela precisava ficar contornando a cidade por algum tempo para consumir todo o combustível, até que as condições de pouso por causa da chuva forte melhorassem. Eu tinha que estar no primeiro voo da comandante!

PIADA DE PADRE

Ouvi esta piadinha de um padre.

No paraíso, Adão chega para Eva:

– Ave, Eva!

Ela responde:

– Ave, Adão!

GUARDA-CHUVA NO PEITO

Meti a ponta do guarda-chuva no peito do fanfarrão que vivia me atormentando na escola na quarta série do curso primário.

O episódio é um caso do que hoje se chama *bullyng*.

Pelo inesperado e pela contundência do golpe, o fanfarrão passou a me temer e me deixou em paz.

Fui levado para a secretaria do Grupo Escolar José Veríssimo, por causa do incidente. Falei para a diretora que ele me importunava há tempo e eu sempre tolerando. Neste dia, não aguentei e reagi violentamente, para minha própria surpresa, da professora da turma e do agredido.

HISTÓRIA DA VELHINHA RICA

Visitando conhecidos em Portugal, cheguei à casa de uma senhora bem velhinha.

Sua casa era bem simples, despojada. Paredes gastas pelo tempo, quase sem sinal de tinta. O chão de terra batida, um pouco irregular. Arca enorme na sala em que são guardadas as coisas que acompanharão o futuro defunto na sua última morada.

Para que eu não fizesse ideia errada de suas posses, possivelmente deduzida pela aparência de sua casa, ela me diz, apontando para um móvel com gaveta aberta no canto da sala:

– Olhe quanto dinheiro eu tenho!

Fiquei horrorizado com aquilo: a gaveta estava abarrotada de cédulas, fruto de suas economias. Pensei: quando ela vai gastar este dinheiro? Para que esta acumulação de tantos anos, se ela vive sem nenhum conforto, neste ambiente de extrema pobreza?

PAR OU ÍMPAR?

Vou ao barbeiro cortar os já raros cabelos. Apresso-me para ser o primeiro a ser atendido. Alguém mais pensa o mesmo. Estaciono o carro e dirijo-me à porta da barbearia. Chega um senhor de moto. Transpomos a porta ao mesmo tempo: o *photo-chart* apontaria empate.

Como há dois barbeiros, torci para que ele cortasse o cabelo com o outro. Nada! Ele ia esperar o mesmo barbeiro que eu. Decidi que lhe daria a vez, por parecer ter mais anos que eu. No entanto, meu concorrente propôs que decidíssemos a parada em prosaico par ou ímpar. Infelizmente para ele eu ganhei com o ímpar.

CÓPIA DE LIVRO EM CADERNO

Em passado nem tão distante, as dificuldades dos estudantes eram muitas. Por exemplo, a disponibilidade de livros era muito limitada.

Por isso, havia alunos que copiavam os livros em cadernos para poder estudar.

Não, não é de xérox que eu falo. A máquina copiadora inexistia. Faziam cópia manuscrita do livro em caderno, mesmo.

Quanta evolução ocorreu depois!

Hoje conteúdo virou *commodity* (mercadoria) com a internet. Há várias opções disponíveis do mesmo conteúdo: em texto, em vídeo, em áudio.

Decididamente, não é por falta de conteúdo que o estudante não aprende hoje. Nem por falta de opções.

TRATAMENTO DE SUBALTERNOS

Assumi como síndico do conjunto onde moro por breve período com o objetivo de arrumar a administração do condomínio (fazer o registro da empresa, formalizar a contratação de empregados, etc.).

Como os porteiros faziam (ainda fazem) jornada corrida, de 7 às 19, com hora para o almoço, combinei que poderiam pedir em casa a refeição, gratuitamente.

Depois de algum tempo decidi cancelar a concessão: notei que empregado, não escalado para serviço no dia, mas que, por alguma razão vinha ao prédio, também se julgava com direito ao almoço. Ora, minha concessão não valia para este caso.

Lembro o caso de um dono de construtora que tratava mal seus subordinados, em especial os de mais baixo nível na empresa.

Chegava ao ponto de dizer que demitia se alguém se dirigisse a ele na visita que fazia à obra. Só ele tinha a prerrogativa de dirigir-se a alguém.

Perguntei-lhe por que este tratamento. Ele me disse que antes pensava diferente. Contou-me que sua esposa tinha uma farmácia. Para beneficiar os empregados, ele decidiu conceder-lhes o direito de fazer a compra de medicamentos na farmácia da família com parcelamento e desconto no salário pago pela construtora.

Que notou ele meses depois? Os valores de compras feitas pelos empregados eram altíssimos. Investigou a razão e descobriu que alguns empregados tinham passado a comprar para os vizinhos e que embolsavam o dinheiro do medicamento. Com isto, na verdade, estavam antecipando dinheiro de salário não pago.

Ele ficou tão revoltado com a descoberta que passou a adotar o comportamento de não aceitar nem mesmo que os empregados subalternos lhe dirigissem a palavra. Quem o fizesse seria demitido.

Além disso, quando, por alguma razão, decidia demitir alguém, impedia que o demitido permanecesse na obra. Razão? Casos constatados de empregados já demitidos, mas com acesso à obra, que a sabotavam. Como? Por exemplo, entupiam canos dos banheiros dos apartamentos, cortavam a fiação elétrica dentro dos eletrodutos, e outras mais.

Conclusão que se tira destes casos: quando se trata de relação com empregado, é preferível evitar concessões. É melhor ficar restrito à lei, fazer rigorosamente o que a lei dita. Caso contrário, havendo possibilidades, os empregados explorarão as brechas deixadas pela empresa, independentemente de quaisquer concessões feitas. No fim, qualquer reparação será onerosa para a empresa.

ABDELMASSIH NO PRESÍDIO!

E os outros Abdelmassihs? Quantos mais Abdelmassihs há ainda soltos, por aí, atuando, cometendo crimes?

(A propósito da prisão do médico ginecologista Roger Abdelmassih, especialista em reprodução humana, que recebeu condenação de 278 anos por crimes sexuais contra 37 de suas pacientes).

TALENTOS

Há dessas frases cujos conteúdos expressam conclusões profundas, muitas vezes resultantes de simples observações. Uma destas é: "Somente 10% de tudo não é tosco".

Dela, pode-se extrair na mesma linha: "Somente 10% das pessoas são talentosas" (ideia citada na nota anterior).

Deduz-se que as outras 90% são pessoas normais, que não se destacam pelo brilho dos pensamentos, pela criatividade, pela capacidade de liderança, pela capacidade de realização, pela habilidade de aprender rapidamente, parecendo até que sabem por instinto.

Com frequência, quando estas pessoas talentosas se reconhecem detentoras de tal capacidade, passam a usá-la para destacar-se, pelo menosprezo e subestimação aos outros.

Já convivi com vários profissionais que tinham este toque especial.

Destaco o caso de um exímio programador cujas obras se caracterizavam pelo refinamento do código, chegando, mesmo, a ser incompreensível para os colegas, pelo uso de recursos rebuscados e de exceções, que ele havia percebido que os tradutores de linguagem aceitavam.

Assim sendo, sua produção de código era autoral: só ele entendia; os outros precisavam de tempo para ler e chegar a entender.

Ora, isto constituía um problema em empresa produtora de software: quando havia necessidade de modificar seus programas, só ele fazia isto rapidamente.

Este profissional tinha outras idiossincrasias: usava brinco quando este costume não era tão disseminado como hoje. Por isso, um cliente o apelidava de "Brinquinho". Preferia o trabalho noturno e, melhor ainda, na madrugada, do que o diurno. Outro problema para uma empresa, já que seu horário de trabalho não era o dos colegas e o dos clientes.

Certa ocasião, ele foi designado para fazer um trabalho em São Paulo na filial de um cliente de Belém. Talvez com a intenção de terminar a missão para voltar logo a Belém, ele envolveu-se com o trabalho – sem tempo para as refeições e para dormir. Passou mal em decorrência disto tudo. Aí foi para o hotel. Lá, vendo que ficava cada vez pior, pediu à recepção que contatasse o gerente da empresa que o havia recebido.

Este gerente me ligou em termos meio exagerados:

– O teu empregado está morrendo no hotel! Autorizas que o levemos para um hospital?

Respondi:

– O que ele tem? Sim, autorizo. Claro!

Indo para o fim da história: resultado da jornada na pauliceia: prejuízo grande em razão das despesas com a hospitalização. Como o hotel tinha contrato com um dos hospitais mais caros de São Paulo, ele foi levado para lá. Com as despesas do hospital, demos adeus ao lucro com o trabalho realizado. Pelo menos ele voltou vivo!

Analisando a fatura da hospitalização: prestaram socorro ou atenderam ao paciente, médicos de várias especialidades, entre os quais um ginecologista (!?) e um psicólogo.

Mas havia ficado a lição de que de nada adianta o talento pessoal se ele não se adequa à empresa.

Pouco tempo depois ele pediu para sair.

É POSSÍVEL SEMPRE RECOMEÇAR

Na Natureza, vê-se em cada coisa a sapiência onipotente, onisciente, onividente e onipresente de Deus.

Por exemplo, a vida tem sempre um novo dia para recomeçar, pleno de possibilidades!

O que não conseguimos fazer em um dia, podemos fazer no seguinte.

O erro que cometemos em um dia pode ser corrigido no seguinte.

Aproveitemos esta dádiva!

INGRATIDÃO

Meu carro estava estacionado no meio-fio da rua Padre Eutíquio, na praça Batista Campos, em Belém. Engarrafamento logo adiante em decorrência de saída de estudantes no Colégio Santa Rosa. Esperei vários minutos e nada de conseguir sair do meio-fio. Olho bem e reconheço que o motorista do carro que estava na fila logo atrás fora meu orientando de TCC. Pensei: "que sorte! Vou conseguir sair daqui agora".

Sinalizei então para o motorista, esperando que ele me reconhecesse. Porém, ele não me deu passagem. Pensei: "não me viu, não me reconheceu". Mesmo assim, pensei: "é mal-educado!". Mesmo que não me houvesse reconhecido, como pedi passagem, a cortesia exigia que me concedesse.

Dias depois, encontro um orientando que estagiava exatamente onde o ex-estudante que não me dera passagem ocupava cargo gerencial. Comentei com o estagiário:

– Teu chefe não me deu passagem no trânsito, apesar de eu ter pedido. Creio que ele não me reconheceu.

O estagiário me respondeu:

– É. Ele me falou. Ele te viu.

Eu:

– Ué!!!??? Pensei que ele não me tivesse visto!

TESSITURA DE UMA VIDA

Sem se dar conta, algumas pessoas entram na nossa vida de maneira decisiva, mudando o curso de nossa trajetória. Elas influem em decisões que tomamos que acabam por nos levar por caminhos diferentes dos que tomaríamos se não interviessem.

Há muitas dessas pessoas que, de alguma forma, me fizeram tomar outro caminho. Uma dessas é o professor Arnaldo Prado Junior. Sempre reconheci isto. Esta a razão por que, em sua cerimônia de despedida da Universidade ao se aposentar, me emocionei ao pronunciar algumas palavras de gratidão a ele.

Dias antes, um colega me havia informado que, de certa forma, eu tinha agido como elemento facilitador da sua união com quem viria a ser sua esposa e mãe dos filhos.

Ocorreu assim: uma estudante da pós-graduação em análise de sistemas, ao receber seu certificado, me disse que retomaria seu curso de Arquitetura. Fiquei incomodado com aquela perspectiva: perder-se um investimento feito até a pós-graduação para retroceder e retomar outro caminho. Sugeri-lhe que investisse no caminho trilhado até ali, e não mudasse de área. Para tornar mais atraente tal sugestão, eu lhe recomendei que fizesse inscrição em processo seletivo para professor do Departamento de Informática que ocorreria dali a uma semana.

Que ocorreu, então? Ela acatou minha sugestão. Inscreveu-se, foi aprovada na seleção, e passou a trabalhar como professora.

Isto permitiu que conhecesse um colega que cursava doutorado fora do estado. À aproximação inicial, seguiram-se o namoro, o noivado, o casamento, os filhos.

Sem querer, ao sugerir-lhe que permanecesse na computação, que deixasse de lado a arquitetura, e que fizesse a seleção para professora da Universidade, eu influenciei de forma decisiva na sua vida, como o professor Arnaldo havia feito com a minha própria.

VIAJAR! SEMPRE!

Como afirmado em outro ponto do livro: como saber que a água dos canais de Veneza é fétida sem ir lá?

Alguém poderia dizer que esta informação pode ser lida em algum jornal, revista ou mencionada em um filme. Nada substitui a experiência da presença no local.

Como saber que Capri é graciosa sem visitá-la? Nenhuma informação dará a medida real da graça da Gruta Azul.

Antes de ir à China, eu vi diversas vezes a Grande Muralha, no cinema e na televisão. Só tive a dimensão do portento da obra subindo as escadarias da muralha. Dei-me conta da dificuldade da construção para a época em que foi iniciada (há mais de mil anos), visto que ela se estende por mais de cinco mil quilômetros, acompanhando todo o acidentado do terreno.

Mesmo montanhas são vencidas pela muralha e não constituíram obstáculo intransponível para seus construtores.

Nas minhas aulas sobre empreendedorismo, quando menciono a "visão do futuro" – conceito vital para o empreendedor – dou como exemplo de algo portentoso a construir, que preenche todos os requisitos de uma grande visão, a Grande Muralha da China.

A partir da concepção inicial da ideia, os Imperadores chineses precisaram mobilizar recursos enormes para sua concretização;

dificuldades tecnológicas e de outras naturezas, aparentemente intransponíveis, se antepuseram à obra, mas não foram capazes de alquebrar o desejo da realização.

O objetivo da construção era impedir a invasão dos mongóis; a defesa seria muito mais fácil para o exército chinês. Ao tentar transpor a muralha, os mongóis seriam facilmente alvejados.

Portanto, como ter a percepção clara da grandiosidade da obra sem ir lá? Conclusão: é indissociável a experiência que só a presença física garante.

Por isso, viajemos sempre e cada vez mais!

Com respeito às notas ligeiras sobre viagens que apresento adiante tenho um convencimento. O virtual é atraente em certos casos, mas o real é que vale.

Este é o caso das viagens.

Podemos ver filmes, ler livros, ver fotos sobre lugares. Nada como, porém, ir lá. Levar a sua vida para o local. Observar. Caminhar pelas ruas. Ir aos mercados. Provar a comida de rua, depois de consultar as referências. Conversar com gente da terra, pessoalmente. Guardar na mente os cheiros e os sabores do lugar. Ir à periferia.

Qualquer lugar tem sempre pelo menos meia dúzia de pontos para onde os nativos levam os visitantes: ir a estes lugares. Mesmo se não fizer seus próprios filmes, seus próprios registros factuais, suas próprias fotos. O que ficar na memória já é o suficiente.

Assim sendo, havendo possibilidade de viajar, não perca a chance. Não fique com medo.

No meu caso, aproveitei a saída de uma empresa da qual era sócio e fiz investimento do qual não me arrependo de jeito nenhum: o dinheiro obtido com a venda na participação foi todo investido em viagens. Tirante os registros feitos dos pontos turísticos visitados por meio de fotos, carrego na memória as impressões de tantos lugares percorridos.

Hoje sou um pouco mais seletivo nas escolhas de locais para fazer turismo. Primeiramente, não volto a lugar aonde já fui. Prefiro os lugares não visitados ainda. Abro uma exceção: o desejo de voltar à China. Penso em voltar lá mais vezes, pois é um mundo de novidades, e um mundo por fazer e sendo feito; e, melhor, com disposição e com recursos para fazer.

Em extensão é maior que o Brasil (um milhão de km^2 a mais – totaliza 9,5 milhões de km^2). Em termos populacionais: 6,5 vezes a população do Brasil (1 bilhão e 300 milhões de habitantes).

É uma viagem que precisa de planejamento bem-feito e minucioso: as opções são inúmeras e o custo, muito alto.

As impressões sobre outras cidades que visitei ficarão para a continuação deste livro: Assis (Itália), Barcelona (Espanha), Bergen (Noruega), Berlim (Alemanha), Boston (Estados Unidos), Bruxelas (Bélgica), Capri (Itália), Chicago (Estados Unidos), Copenhague (Dinamarca), Estocolmo (Suécia), Filadélfia (Estados Unidos), Florença (Itália), Frankfurt (Alemanha), Haia (Holanda), Hamburgo e Heidelberg (Alemanha), Helsinki (Finlândia), Lisboa (Portugal), Madri (Espanha), Milão (Itália), Montreal (Canadá), Niagara Falls (Canadá), Oslo (Noruega), Ottawa (Canadá), Québec (Canadá), Salzburg (Áustria), San Francisco (Estados Unidos), Viena (Áustria).

As fontes das informações contidas nas notas sobre as cidades citadas foram as seguintes: anotações feitas no local, prospectos e catálogos obtidos nos monumentos visitados, registros de memória. Eventualmente, consultei a internet para confirmar informações que ratificassem o que me ficou na memória ou nas anotações feitas no local. A despeito deste cuidado, antecipo-me com as escusas por quaisquer imprecisões porventura existentes.

A FALTA QUE MEU PAI FAZ

Só percebemos o valor devido quando nos falta algo ou alguém. A verdade é que tendemos a não reconhecer valor no que temos.

Esta é a avaliação que faço depois que perdi meu pai. Quanto tempo eu tive de expressar meu reconhecimento a ele e não fiz! Quanta falta ele faz!

É o lamento por não poder fazer o que deveria ter feito, por julgar sempre que mais tarde haveria ocasião melhor para fazê-lo. Não nos lembramos de que esta chance pode não nos ser dada de novo.

Por isso, quando se trata de sentimento, de reconhecimento, de viver algo, o que vale é o agora, dado que o futuro pode não chegar. Nunca.

WITTGENSTEIN

O filósofo austríaco Ludwig J. J. Wittgenstein (1.889-1.951) diz: "os limites da minha linguagem são também os limites do meu pensamento". E: "os limites do meu conhecimento são os limites do meu mundo". E: "as fronteiras da minha linguagem são as fronteiras do meu universo".

Quem não aprendeu a expressar-se com palavras terá dificuldades para pensar. O conhecimento de uma pessoa limita seu mundo. Desenvolver a capacidade de expressão amplia a fronteira de um homem.

O HOMEM NÃO É LIVRE?

Esta nota apresenta crítica a artigo de Yuval Noah Harari publicado na revista **Veja** de 2/1/2.019. O título é "O mito da liberdade". Harari é israelense, historiador, professor da Universidade Hebraica de Jerusalém, autor de livros de sucesso mundial como "Sapiens: uma breve história da humanidade" (2.014), "Homo Deus: uma breve história do amanhã" (2.016) e "21 Lições para o Século 21" (2.018), lançados pela Companhia das Letras.

Harari defende que o livre-arbítrio é um mito, é algo que não existe. Segundo ele, as escolhas que fazemos não são independentes, não constituem exemplos de livre-arbítrio. Em suas palavras: "cada escolha depende de um monte de condições biológicas, sociais e pessoais que você não é capaz de determinar por si". Ele vai além: com o desenvolvimento tecnológico atual já se percebem circunstâncias que colocam a própria ordem social em risco provocado por governos e corporações que "hackeiam" seres humanos, pondo em risco também a democracia liberal.

A crença que temos desde tenra idade é que o livre-arbítrio nos distingue dos animais. Permitam-me a metáfora grosseira com o computador para o que vem à frente por absoluta incapacidade de caminhar pela trilha da neurociência, com seus avanços. Vou seguir o caminho que me é mais confortável, mas que está no nível do que Harari escreve como historiador, comentando assuntos de tantas áreas científicas diferentes, não sendo especialista, e, aparentemente, valendo-se da leitura de obras daquele campo e também de grande capacidade de análise e de observação crítica.

Os animais vêm ao mundo só com placa ROM ("read only memory" – memória para leitura somente), em que vêm gravados os instintos, que preservam (ou buscam preservar como prioridade) a vida. Praticamente sem RAM ("random access memory" – memória gravável, de acesso randômico, aleatório), ou é uma placa diminuta, traduzida em pouca capacidade de aprender (ou de escrever algoritmos nela). Os animais respondem a estímulos. Eles respondem ao estímulo que tiverem no momento. Sem grande capacidade de estabelecer, por exemplo, um plano de ação prévio a ser executado quando o sol aparecer como fazemos.

Nós, humanos, temos nossa ROM (afinal, temos os nossos instintos; agimos instintivamente também), mas a RAM é de tamanho ilimitado, na qual vamos registrando nossa experiência, nossa aprendizagem, nossas vivências, nossas idiossincrasias e, com os convencimentos que vamos firmando ao longo da vida, nossos valores e nosso caráter. Isto nos capacita até a dar resposta aos instintos de forma diferente do que está registrado na ROM. Além da liberdade (o livre-arbítrio), temos inteligência e consciência. Com a inteligência, temos capacidade de raciocínio abstrato, de expressarnos por meio de linguagem e capacidade de resolver problemas.

Voltando ao artigo de Harari: ele afirma que a narrativa liberal é falha, pois não fala a verdade sobre a humanidade. O que, precisamente? O artigo apresenta esta lacuna, não menciona qual é a verdade não revelada. Mas ele reconhece que ainda é fundamental para manter a ordem global.

A vantagem do liberalismo é a flexibilidade; não é dogmático. Aceita "críticas melhor que qualquer outra ordem social". Tem resistido às suas crises desde a I Guerra Mundial.

Ele afirma que o liberalismo, por se basear na crença da liberdade humana, se funda em algo que não é uma realidade científica: o livre-arbítrio; ele o considera "um mito herdado da teologia cristã". Para falar em Deus, ele primeiro cita os teólogos.

Afirma que o livre-arbítrio é uma ideia criada pelos teólogos, com a qual explicam por que Deus pune os pecadores por suas escolhas erradas, e recompensa os santos pelas boas decisões que tiverem tomado na vida.

Como não menciona Jesus Cristo em seu artigo e fala depreciativamente da Bíblia (seria mero livro de histórias), não reconhece historicamente sua existência. E se não reconhece Cristo, perde-se com esta atitude sua mensagem: a felicidade do cristão é fazer o outro feliz.

Para ele, são os teólogos os responsáveis por conceber toda a base da Igreja Católica, a ideia do "livre-arbítrio de nossas almas eternas", independentes de "quaisquer restrições físicas ou biológicas".

Ele ignora que a Igreja Católica tem uma trindade como seus pilares (seguindo a ideia da trilogia publicada pelo professor Felipe Aquino, da Canção Nova – o que vem aspado em seguida são títulos da trilogia): 1) a "Sagrada Escritura" (a Bíblia), 2) o "Magistério Sagrado" (os homens que a compõem, o Papa, os cardeais, os bispos, os padres, os fiéis) e 3) a "Tradição Sagrada" (a palavra de Deus, confiada por Cristo, que é transmitida aos sucessores dos Apóstolos).

O argumento de Harari é forjado, ignorando o que lhe é conveniente. Por que ignora Cristo? Ele quer dizer que não existiu? É personagem fictício? Ora, provavelmente trata-se de não ter que falar o que não seria apropriado à sua tese. É semelhante ao comportamento do cientista antiético que, ao propor uma teoria, não registra as situações em que ela falha para não desmerecê-la. É um pouco o que faz Harari com sua posição em relação ao livre-arbítrio e o argumento de que é irreal porque o humano não pode deixar de herdar caracteres de sua ascendência. O fato de carregar o fardo da herança elimina o livre-arbítrio porque já o condiciona.

Para ele, a teoria da seleção natural de Charles Darwin (1.809-1.882) sempre prevalece. Ah, mas nem tudo vale! O que não é conveniente para seus argumentos, não vale. Deduz-se que um humano havia de nascer sem ligação com ninguém que o gerasse, sem ter pai, sem ter mãe para que o livre-arbítrio existisse. A ideia implícita não seria para o mundo em que vivemos: os filhos nascem com características dos pais, com base na união dos pais. Talvez em outra galáxia, quem sabe? Como seria o nascimento de um ser se não a partir de junção de dois gêneros (masculino e feminino; macho e fêmea), para que não haja a determinação reclamada por Harari como limitador do livre-arbítrio?

Segundo ele, o "mito" do livre-arbítrio "pouco tem a ver com o que a ciência nos ensina agora sobre o Homo sapiens e os outros animais".

No livro "Homo Deus: uma breve história do amanhã" (2.016), Harari é explícito (p. 286):

– *"No decorrer do século passado, quando os cientistas abriram a caixa-preta do Sapiens, não acharam lá nem alma, nem livre-arbítrio, nem um ´eu´ – somente genes, hormônios e neurônios, que obedecem às mesmas leis físicas e químicas que governam o resto da realidade".*

Será que, com estas palavras, Harari quer dizer que a alma, o livre-arbítrio ou o ´eu´ são elementos concretos que deveriam ser encontrados em processo de dissecação? Para ele, tudo é concreto?

Adiante ele comenta a seguinte situação: quando estudiosos buscam a explicação para um homem puxar uma faca e apunhalar mortalmente alguém, a resposta não pode ser "porque ele fez essa escolha"; para ele, esta resposta não é suficiente.

A resposta que lhe apraz é a que dariam geneticistas e neurocientistas, com muito mais detalhe (p. 286):

– *Ele fez isso devido a tais e tais processos eletroquímicos no cérebro, que foram configurados por uma formação genética específica, que é o reflexo de antigas pressões evolutivas aliadas a mutações casuais.*

A presumível resposta de geneticistas e neurocientistas não dá conta das circunstâncias em que os processos eletroquímicos são desencadeados. Pergunto eu: eles surgem do nada?

Harari afirma (p. 286) que "os processos eletroquímicos no cérebro que resultam em assassinato são ou determinísticos ou aleatórios, ou uma combinação dos dois – mas nunca são livres".

Ora, esta afirmação ignora por completo as circunstâncias para ocorrência do evento. Os processos eletroquímicos podem ter sido desencadeados pelo instinto de preservação do indivíduo diante de uma ameaça que lhe pareça real. A circunstância da ameaça precisa existir, senão teríamos que admitir como normal que alguém saísse apunhalando quem encontrasse pela frente como evento determinístico. A aleatoriedade poderia ocorrer, mas desencadeada por ameaça. Portanto, o que Harari refere no exemplo diz respeito a instinto, que todo animal tem. Para haver uma resposta do cérebro, é preciso que haja um estímulo. Não quer isto dizer que eu não aja livremente. Por aqui, o argumento de Harari se perde.

Na sua insistência para dizer que não somos livres, que não há o livre-arbítrio, ele acrescenta (p. 288):

– *"Você poderia replicar que, ao menos no caso de grandes decisões, como a de assassinar um vizinho ou eleger um governo, minha escolha não reflete um sentimento momentâneo, e sim uma longa e racional contemplação de argumentos de peso. No entanto, há muitos trens de argumentos em que eu poderia embarcar, alguns dos quais farão com que eu vote nos representantes da direita, outros naqueles de esquerda, outros ainda nos partidos de centro, ou simplesmente eu resolva ficar em casa. O que me fez embarcar num trem de raciocínios e não em outro? Na estação que existe em meu cérebro, posso ser compelido por processos determinísticos a entrar num determinado trem de raciocínio, ou posso embarcar aleatoriamente. Mas não escolho ´livremente´ ter os pensamentos que me farão votar em alguém de direita".*

Luta inglória de Harari para provar que não somos livres! Aceitando a metáfora do trem de raciocínios, pergunto: como o trem se forma? Não é pelo encadeamento de decisões que vamos tomando a cada momento, e, assim, as convicções se vão firmando no nosso íntimo, sempre com base em nossas circunstâncias, em nossas vivências, em nossas experiências – que são únicas, minhas, que não são de mais ninguém?

Ele diz que a crença no livre-arbítrio é resultante de "uma lógica defeituosa". Em um experimento que menciona no livro, uma pessoa posta dentro de um scanner de cérebro tem em cada mão um interruptor; ela é orientada a acionar um dos dois interruptores, se tiver vontade; observando a atividade neural do cérebro, é possível prever qual dos dois interruptores será acionado bem antes de a pessoa ter consciência de sua intenção, pois

> quando uma reação em cadeia bioquímica me faz querer apertar o interruptor da direita, eu sinto que realmente quero apertar o interruptor da direita. E isso é verdade. De fato, eu quero apertá-lo. Mas as pessoas chegam equivocadamente à conclusão de que, se quero apertá-lo, é porque eu *escolhi* querer isso. Isso é falso. Eu não escolho minhas vontades. Eu apenas as *sinto* e ajo de acordo (p. 288-289).

Ora, o que faz disparar a reação em cadeia bioquímica, senão que a vontade da pessoa? A reação ocorre sozinha? Certamente, não. O leitor imagina o que ocorreria se não houvesse dentro de nós um senhor que conduz cada ação – a nossa vontade, o livre-arbítrio –, por mais que haja aqui e ali alguma involuntária, pré-programada, como ocorrem com os reflexos condicionados?

Voltando ao texto do artigo. Ele reconhece que os humanos têm um arbítrio, "mas ele não é livre". Os humanos fazem escolhas, mas "nunca" são escolhas independentes porque são determinadas pelos genes, pela bioquímica, pelo gênero, pelo contexto familiar, pela cultura nacional, etc. Ele afirma: "eu não escolhi quais genes ou qual família ter". Ao não reconhecer o fato de o humano herdar carga genética da sua ascendência, ele contraria a base da criação. Negar o livre-arbítrio com este argumento é claro exagero. Ele diz que fazemos algumas escolhas: "o que comer, com quem me casar e em quem votar". Mesmo estas escolhas, segundo ele, decorrem de determinações que nos escapam. Que acha disso o leitor? Não é forçar demais usar este argumento para negar o livre-arbítrio, como se não pudéssemos fazer o que quisermos com nossa vida, para o bem ou para o mal? O fato de surgir um pensamento em nossa mente sem que tenhamos feito uma escolha livre não impede que o rejeitemos e decidamos pensar ou fazer outra coisa completamente diferente. O fato apontado não abona a inexistência do livre-arbítrio. É uma simplificação considerável que invalida o argumento.

É de José Ortega y Gasset, filósofo espanhol (1883-1955), a frase: "o homem é o homem e a sua circunstância". Como dissociar o homem das suas circunstâncias: seu território de nascimento, seus pais, seus familiares, seus vizinhos, etc.? Diante de nossas circunstâncias, com o livre-arbítrio, vamos fazendo nossas escolhas. Em série. Até chegar a última.

Muito curiosa a forma como Harari termina seu artigo. Depois de dizer que "debater sobre a Bíblia era um assunto quente na época de Voltaire, ...". O assunto a debater, segundo ele, é a inteligência artificial e a bioengenharia, que "têm a ver com a mudança de curso da própria evolução, e só dispomos de umas poucas décadas para descobrir o que fazer com elas". Aí reforça, depois de dizer que não sabe de onde virão as respostas, "mas definitivamente não será de uma coleção de histórias escritas milhares de anos atrás". Claro, ele se refere aqui à Bíblia, com seu Antigo e Novo Testamento. E que faz então ele, que apontei no início deste parágrafo como curioso e, ao mesmo tempo, acrescento agora, muito engraçado? Como historiador, em vez de buscar ensinamento na História – sim, por que não na Bíblia? – Harari recorre à mitologia grega para extrair ensinamento importante: "mortais gostam de que (sic) seus filhos brilhem mais que eles". O que ele conta: Zeus e Poseidon, ambos deuses, disputam a mão da deusa Thetis; porém, havia a profecia de que Thetis teria filho mais poderoso do que o pai e, por isso, eles desistiram, pois deuses duram para sempre e não admitem um descendente mais poderoso do que eles; em razão disso, Thetis casou com o rei Peleus (mortal), e teve como filho Aquiles. Como os autocratas desejam perpetuar-se não incentivam ideias capazes de tirá-los do poder. Mais uma vantagem da democracia liberal: novas visões são bem-vindas, sempre. Mesmo que questionem seus fundamentos.

SEM NOÇÃO

Que dizer da juíza da 5ª Vara Criminal de Campinas (SP) que escreveu em sentença que o réu não parece bandido por ter 'pele, olhos e cabelos claros'?

Se ela passou em concurso público significa que o processo não avaliou adequadamente a capacidade de pensar, de refletir, de discernir consequências sobre o que escreve. Essa senhora não relê criticamente o que escreve, para eliminar possíveis descuidos da primeira versão?

É o caso de quem se pode dizer: não é bem juíza de Direito, mas de errado.

GAIOLA DE OURO

Amigo em visita ao zoológico de Lisboa fotografou uma onça, e postou a foto no Facebook. Olhando a fotografia, notei que a tristeza do animal sobressaia no instantâneo.

Fiquei com dó do animal preso. Mas os zoológicos são assim: o animal tem o alimento garantido, mas o custo é alto para ele. Pago com o tolhimento de parte de seus instintos, que nunca mais aplicará até morrer. Por exemplo, nunca mais vai viver a necessidade de caçar, a expectativa de encontrar uma presa, espreitá-la, até o momento certo de atacá-la. Dificilmente, vai alimentar-se de sua caça. Vive em uma "gaiola de ouro", mas é uma gaiola.

Comentei com o amigo o efeito que sua foto me causou, ao que ela me remeteu. Tristeza semelhante à da "gaiola de ouro" vim a sentir, de certa forma, dando aula na cidade onde residiam os trabalhadores de uma mina da Vale. Era exatamente isso: os profissionais da mineradora tinham tudo, mas viviam isolados, restritos aos limitados atrativos da cidadezinha, distantes de seus familiares, loucos para que chegasse a hora de viajar de volta para encontrá-los. A cidade pouco oferecia além do trabalho: um clubezinho para prática esportiva, um cinema, uma pracinha.

Viviam em sua gaiola, loucos pela hora de abertura da portinhola: a do avião na chegada à cidade onde estavam mulher, filhos, pais, amigos e a variedade de atrativos da vida na cidade grande.

A IMPORTÂNCIA DA VISÃO DE FUTURO

Dado a importância deste conceito, extraio de meu livro "Empreender é a Questão" o capítulo que trata do assunto. Cada pessoa precisa ter sua visão de futuro de algo significativo para si ou para outrem. A busca da concretização da visão norteia as ações da pessoa no cotidiano.

A visão de futuro é a imaginação de algo significativo para realizar que exija um bom período de tempo e o trabalho esforçado no sentido de concretizar o que foi engendrado, ideado. A visão de futuro tem a ver com pessoas. Pode ser uma visão pessoal, de um grupo ou de uma família, de uma cidade, de um país, até de um continente. Quando sai do plano individual, exige a adesão de pessoas que se convençam da sua importância e aceitem trabalhar para realizá-la. A importância do conceito reside no fato de que para alcançá-la, são exigidos anos de trabalho, persistência e estudo sistemático. Desse modo, a visão de futuro não é algo que se realize de um dia para o outro.

Um exemplo de visão de futuro pessoal é aquele formulado pela criança ao dizer o que quer ser quando crescer. Claro que isto vai mudar ao longo do tempo. Ela pode passar de uma visão para outra, à medida que cresce.

Outra visão de futuro pessoal é obter um título de graduação quando se está no ensino fundamental ou médio. Ou obter um título de doutor em dada área de conhecimento, quando se iniciou a graduação, por exemplo.

Quando várias visões tiverem sido formuladas, é preciso concentrar-se na mais próxima, temporalmente. E aí manter trabalho obstinado e foco para realizá-la. O alvo deve ser necessariamente ambicioso, mas factível.

Exemplo de visão de futuro de um grupo pode ser aquela proposta por uma família, por um grupo religioso, por um clube, por um município, por um estado, por um país. Nestes casos, há necessidade de um líder que proponha ou conduza a formulação da visão e que a mantenha de pé até a sua concretização, que trabalhe para não haver dispersão do grupo. A escolha de um prefeito, de um governador, de um presidente, a partir de seu plano de metas, pode assumir o papel de uma visão para o grupo relacionado, desde que o político seja capaz de concretizar o plano; isto exige que ele tenha capacidade de liderança para galvanizar as forças do país para a realização do planejado.   Com frequência, são investidos nestes altos cargos de governo quem julga que a "decisão política" de fazer algo é suficiente. Não é. Sem capacidade gerencial, sem capacidade de liderança, ele não terá sucesso. Voluntarismo não basta.

A concepção do Mercado Comum Europeu é um exemplo de visão de futuro aplicada a um continente. Imagine o esforço realizado pelos países europeus que assumiram a construção de um mercado único para o continente, com uma única moeda, com isenção de tarifas alfandegárias para os produtos industriais, com livre circulação dos produtos agrícolas da área, com proteção contra produtos provenientes de outras áreas, com constituição de um parlamento europeu com representantes eleitos pelos países para decidir sobre as questões comuns. Foi o que ficou estabelecido pelo Tratado de

Roma, assinado em 25 de março de 1.957, pela França, Itália, Alemanha Ocidental, Bélgica, Holanda e Luxemburgo.

Hoje, a União Europeia é constituída de 27 países; o Reino Unido, que já não tinha sido signatário inicial, saiu da União em referendo realizado em 23 de junho de 2.016. Esta saída foi chamada de BRexit (Saída da Grã-Bretanha).

Deve ter ficado claro por que a ideia de visão de futuro é apresentada em um livro sobre empreendedorismo. Isto mesmo! Porque se tornar empreendedor é um bom exemplo de visão de futuro. Não se consegue sem, por exemplo, determinação, conhecimento em administração de negócios, identificação de uma área de atuação, criação de produto ou serviço a ser oferecido para clientela dessa área interessada ou com potencial de interessar-se por este produto ou serviço, obtenção dos recursos necessários para iniciar o empreendimento. E persistência diante de obstáculos que aparecerem.

Uma frase de Barker (2002), muito citada, e que define bem visão de futuro: "uma visão sem ação não passa de um sonho; ação sem visão é só um passatempo; visão com ação pode mudar o mundo".

A visão de futuro pode ficar como um sonho se não houver busca pela sua realização. Portanto, as ações do presente são direcionadas e determinadas pela visão. As grandes realizações humanas decorreram de visões de futuro em que, após a formulação, um líder encarregou-se de reunir os meios necessários e trabalhou para superar os obstáculos encontrados, até sua concretização.

Barker (2002) afirma que a visão nunca é expressa em números. Para uma empresa, a visão não seria, por exemplo, o retorno sobre o investimento feito, o alcance de um dado índice de lucratividade. Números como estes expressam, no máximo, consequências de uma visão não determinada.

Barker (2002) afirma ainda: "As nações ascendem e declinam com suas visões de futuro. Isto tem sido verdade desde os primórdios da história documentada".

Dois exemplos podem ser citados aqui: o reerguimento do Japão após a Segunda Grande Guerra, a partir de visão de futuro mobilizada pelo Imperador Hirohito. O mesmo aconteceu com a Alemanha, depois de ter sido dizimada na Segunda Guerra Mundial, até chegar ao posto de primeira potência econômica europeia.

Características da visão de futuro

Barker (2002) aponta quatro características que as visões precisam ter:

1) *Iniciação pela liderança* – um líder confiável, com capacidade de mobilização e aglutinação de forças é importante para fazer com que a visão seja mantida e o pessoal coeso, até sua concretização, superando os obstáculos que aparecerem;

2) *Compartilhada e apoiada* – a visão precisa ser assumida pelo grupo, formando a comunidade da visão;

3) *Abrangente e detalhada* – a visão deve ser algo relevante e significativo para a sociedade, para a comunidade; deve ser detalhada de forma que os passos que levam ao seu alcance sejam passíveis de identificação;

4) *Positivas e inspiradoras*: a visão deve ser positiva no sentido de que beneficie a sociedade, a comunidade; que a inspire na busca da sua concretização.

No seu vídeo, Barker apresenta a seguinte metáfora: há um rio, de correnteza forte, que precisa ser atravessado para alcançar a outra margem. Lançar-se à água fará com que a pessoa chegue à outra margem, sabendo nadar; ela terá que lutar contra a correnteza, que a vai levar para um ponto distante no outro lado. Se houvesse uma corda amarrada a uma árvore na outra margem que a pessoa pudesse segurar enquanto atravessa, certamente ela a alcançaria com maior facilidade, no ponto desejado. Nesta metáfora, a visão de futuro seria a corda que garantiria a travessia com mais facilidade para o ponto desejado na outra margem.

A visão de futuro deve ser clara para toda a comunidade de participantes de uma organização. Cada um precisa ter ciência de como sua participação diária pode ajudar a concretizá-la, e estar motivado para atuar nesta comunhão de esforços.

A visão, assim como a missão institucional, não deve ficar recolhida nos planos organizacionais. Devem ser colocadas em quadro e afixadas em lugar visível nas dependências da empresa, para que todos as tenham sempre presente.

Missão, princípios e visão de futuro

Para dar clareza a estes conceitos, baseado em documento oficial da UFPA (seu Plano de Desenvolvimento Institucional 2.016-2.025), são apresentados adiante a missão da UFPA, os princípios que balizam esta missão e a visão de futuro institucional (Ufpa, 2016).

A missão de uma organização é a sua razão de existir. É uma frase que expressa um compromisso que a organização manifesta hoje.

Para isto, alguns princípios são listados; eles pautam a realização da missão. Pelo que está exposto abaixo, a missão da UFPA é formar cidadãos capazes de construir uma sociedade inclusiva e sustentável, tendo como base a produção, a socialização e a transformação do conhecimento na Amazônia. Sociedade inclusiva é aquela que não ignora nenhum dos segmentos que a compõem. Sociedade sustentável é aquela cujo desenvolvimento se mantém ao longo do tempo, preservando seus recursos em vista das futuras gerações.

Portanto, a missão está associada ao que a organização é hoje e sempre, é imutável; os princípios norteiam a realização da missão.

Já a visão de futuro, por óbvio, está associada ao que a organização não é hoje, mas deseja ser no futuro. E, para isso, pretende trabalhar arduamente para alcançar.

Por exemplo, a visão de futuro da UFPA (detalhada adiante) é "ser reconhecida nacionalmente e internacionalmente pela qualidade no ensino, na produção de conhecimento...". A UFPA tem este reconhecimento nacional e internacional? Longe disso. Observe que o reconhecimento desejado é muito difícil de ser conseguido. Trata-se de uma boa visão por expressar algo de grande importância, que potencializará a sua própria missão. A concretização da missão (se ocorrer) precisa envolver toda a organização – alta administração, professores, alunos, técnicos e pessoal administrativo – cada um dando o máximo do seu trabalho, contando com recursos financeiros e materiais, com práticas de gestão atualizadas, com tecnologia apropriada para racionalização dos processos e maximização dos resultados.

Missão institucional da UFPA

"Produzir, socializar e transformar o conhecimento na Amazônia para a formação de cidadãos capazes de promover a construção de uma sociedade inclusiva e sustentável" (Ufpa, 2016, p. 31).

Talvez se pudesse acrescentar à missão da UFPA, explicitamente, *"Produzir, socializar e transformar o conhecimento na Amazônia e sobre a Amazônia"*, pois, como principal instituição da Região Amazônica carrega este compromisso de berço, que a tornaria referência pela importância da Amazônia para o mundo. Afinal, faz sentido que a principal instituição de pesquisa da Amazônia não seja a maior produtora de conhecimento sobre a Região? Fica a minha sugestão aqui registrada.

Princípios da UFPA

Estes são os princípios balizadores da missão da UFPA (Ufpa, 2016, p. 32):

• A universalização do conhecimento;
• O respeito à ética e à diversidade étnica, cultural, biológica, de gênero e de orientação sexual;
• O pluralismo de ideias e de pensamento;
• O ensino público e gratuito;
• A indissociabilidade de ensino, pesquisa e extensão;
• A flexibilidade de métodos, critérios e procedimentos acadêmicos;
• A excelência acadêmica;
• A defesa dos direitos humanos e a preservação do meio ambiente.

O conhecimento produzido é publicado em benefício da sociedade, salvo, claro, os casos em que haja alguma restrição por exigência de registro de patentes ou em projetos de pesquisa em que haja conveniência de privacidade.

O estágio civilizatório atual impõe o respeito à ética e a convivência e a aceitação da diversidade de toda natureza. Da mesma forma, a pluralidade de correntes de pensamento, a defesa dos direitos humanos e a preservação do meio ambiente são valores intrínsecos desse estágio.

Com relação a consignar "ensino público e gratuito" como um princípio é questionável. O nível universitário é a prioridade da educação no país? Não deveria ser pela leitura da realidade: ela aponta educação básica precária e deficiente por todas as leituras que se façam. Portanto, pôr como princípio "ensino público e gratuito" é da conveniência da instituição, mas é contrário à racionalidade, em razão da carência de recursos para a educação pré-escolar e para a educação básica. Como há escassez de recursos, a prioridade deveria recair nos níveis inferiores. Então, como as universidades públicas seriam mantidas? Ora, elas que encontrem formas de sobre-vivência.

Os pilares da universidade são o ensino, a pesquisa e a extensão. O conhecimento a ser ensinado deve provir da pesquisa; e este conhecimento deve ser levado à sociedade por meio de atividades extensionistas, nas suas diversas modalidades (publicações, cursos, eventos, envolvimento em projetos).

Ter como princípio a flexibilidade e a busca da excelência no que faz é exigência da administração moderna.

Da mesma forma, para que a formulação de missão, de seus princípios norteadores e da visão de futuro não constitua puro modismo gerencial é necessário que haja instrumentos que possibilitem a verificação da distância organizacional em relação a estes alvos. E, com base nesta leitura, ajustes operacionais e gerenciais sejam realizados.

Visão de futuro da UFPA

"Ser reconhecida nacionalmente e internacionalmente pela qualidade no ensino, na produção de conhecimento e em práticas sustentáveis, criativas e inovadoras integradas à sociedade" (Ufpa, 2016, p. 33).

Para merecer o reconhecimento nacional e internacional nos quesitos relacionados (qualidade no ensino, produção de conhecimento e práticas de integração à sociedade), a UFPA precisa sobressair nos exames a que seus alunos sejam submetidos (ENADE, por exemplo) e a produção científica de seus professores deve ter o referendo dos principais periódicos e eventos, nacionais e internacionais. Por exemplo, na 14ª edição do *World University Rankings*[7], publicada em 05/9/2.017, com as mil melhores universidades de 77

---

[7] O ranking é feito pela *Times Higher Education* (THE), publicação britânica, especializada em avaliação do ensino superior.

países[8], somente 21 instituições brasileiras são relacionadas. A UFPA não aparece entre elas. A primeira universidade brasileira a aparecer na lista é a USP[9], assim mesmo na posição do grupo que vai de 251 a 300 melhores instituições (a partir da 200°, as universidades são agrupadas de 50 em 50) (Bermúdez, 2017).

Ora, para concretizar esta visão, não basta jogá-la no papel e esperar que ela se materialize por si mesma. Como de resto acontece com qualquer plano que se elabore: na medida em que as ações de planejamento foram bem executadas (escopo, estimativa e alocação dos recursos necessários, cronograma de trabalho), o plano foi aprovado, inicia-se a execução – tornar realidade o que foi planejado. Deve haver trabalho articulado para mobilizar todos os escalões da instituição para ocorrer alguma aproximação da sua realidade. Para não se tornar, como afirmado por Barker (2002), um mero sonho.

Com respeito à visão de futuro da UFPA, observe que ela não é quantificável, é qualitativa: "Ser reconhecida nacionalmente e internacionalmente...". Não há a medida do reconhecimento que se busca. Passado o tempo desde quando foi formulada, não há como avaliar se houve aproximação. É uma visão de conveniência, de acomodação institucional. Veja, por exemplo, que seria bem diferente se posta da seguinte maneira em plano estratégico em que a visão seria o alvo a atingir: "Ser reconhecida entre as dez melhores universidades do país pela qualidade no ensino, na produção de conhecimento...". No fim do período do plano, poder-se-ia avaliar se a visão foi alcançada, e em que medida ocorreu. Se não foi alcançada, as estratégias executadas não foram eficazes em levar à concretização, e deveriam ser ajustadas.

---

[8] A lista é encabeçada pela University of Oxford (Reino Unido); em 2° lugar, a University of Cambridge (Reino Unido); em 3°, California Institute of Technology (EUA) e Stanford University (EUA).
[9] A 2ª universidade é a Unicamp; a 3ª é a UNIFESP.

Para ilustração, consideremos a missão, os valores (princípios) e a visão de um grupo empresarial que atua em vários segmentos, o principal dos quais a indústria do aço (GERDAU)[10]:

Missão: *"Gerar valor para nossos clientes, acionistas, equipes e a sociedade, atuando na indústria do aço de forma sustentável"*.

Valores (Princípios):

- Ter a preferência do CLIENTE;
- SEGURANÇA das pessoas acima de tudo;
- PESSOAS respeitadas, comprometidas e realizadas;
- EXCELÊNCIA com SIMPLICIDADE;
- Foco em RESULTADOS;
- INTEGRIDADE com todos os públicos;
- SUSTENTABILIDADE econômica, social e ambiental

Visão: **"Ser global e referência nos negócios em que atua"**.

Comentários sobre as informações: objetividade nas formulações. Como um grupo empresarial com ações negociadas em bolsa, a missão é gerar valor para os agentes envolvidos; os valores são expressos, concisamente. E a visão, na mesma direção, propõe atuação global e ser referência nos segmentos em que atua.

Questões:

1) Qual é a sua missão pessoal?

2) Quais os princípios balizadores da sua missão pessoal (seus valores – de que você não abre mão para realizar sua missão pessoal)?

3) Qual é a sua visão de futuro? Pense em como você imagina marcar sua existência no mundo.

4) Formule uma visão de futuro para a cidade de Belém/PA.

---

[10] Gerdau.com.

5) Formule uma visão de futuro para o Estado do Pará.

A PRAGA DA DISTRAÇÃO[11]

Em uma nota passada, me referi ao telefone celular como "a praga da distração".

Como diz o professor Sílvio Meira (UFPE), tecnologia não tem caráter; se é boa ou má, isto depende do uso que se faz dela.

Ninguém pode negar o valor dos smartphones. Mas que está predominando o mau uso, isto está. E olhe que não é o que tem levado à "tech neck" – o engelhamento precoce do pescoço com reflexos para a coluna pela quantidade de horas com a cabeça encurvada. É o desperdício de tempo, mesmo.

Ainda está por ser quantificada a perda de tantas horas pelo uso excessivo do celular: a distração que acomete usuários menos atentos, e que não o largam de jeito nenhum.

Convivo com um destes usuários: já notei que afeta sua percepção nas conversas; seu registro dos assuntos tratados é truncado, o que lhe leva a tomar decisões erradas por ter ficado com informação parcial.

Decisão que acaba por cobrar tempo adicional até ser desfeita ou corrigida. Qual foi a origem do desperdício de tempo? A praga da distração a que me referi.

---

[11] Nota extraída de "Um Pouco da Minha: Novos Casos e Percepções", livro de crônicas lançado em 2.018.

REFERÊNCIAS

BARKER, Joel Arthur. Vídeo *"A Visão do Futuro"*. São Paulo: Siamar, 2002.

BERMÚDEZ, Ana Carla. *Dez universidades brasileiras deixam ranking das mil melhores; 4 entram*. Disponível em folha.uol.com.br. Acesso em 5/9/2017.

HARARI, Yuval Noah. *Homo Deus: uma Breve História do Amanhã*. São Paulo: Companhia das Letras, 2.016.

POIRIER, J.; GAUTHIER, S. *Doença de Alzheimer: o Guia Completo*. São Paulo: MG Editores, 2016.

UFPA. *Plano de Desenvolvimento Institucional 2016-2025*. Disponível em:
https://www.portal.ufpa.br/. Acesso em 02/9/2017.

VARELLA, DRÁUZIO. *O Momento da Morte*. 2011. Disponível em:
https://drauziovarella.com.br/drauzio/artigo/o-momento-da-morte. Acesso em 02/02/2018.

RELAÇÃO DE OBRAS DO AUTOR

01) 2019: *"Elementos de Didática do Direito"*; ISBN: 978-65-80325-06-1; o livro apresenta elementos de Didática voltados para o desenvolvimento de habilidades e de competências exigidas nas profissões da área do Direito; além da aula expositiva, descreve dezesseis outros métodos ou técnicas de ensino que o professor de disciplina de curso de graduação em Direito pode utilizar;

02) 2019: *"Elementos de Didática de Arquitetura e Urbanismo"*; ISBN: 978-65-80325-07-8; o livro apresenta elementos de Didática voltados para o desenvolvimento de habilidades e de competências exigidas na profissão de arquiteto; além da aula expositiva, descreve dezenove outros métodos ou técnicas de ensino que o professor de disciplina de curso de graduação em Arquitetura e Urbanismo pode utilizar;

03) 2019: *"Elementos de Didática da Administração"*; ISBN: 978-65-80325-00-9; o livro apresenta elementos de Didática voltados para o desenvolvimento de habilidades e de competências exigidas nas profissões da área de Administração (e Administração Pública); além da aula expositiva, descreve dezessete outros métodos ou técnicas de ensino que o professor de disciplina de curso de graduação em Administração (e Administração Pública) pode utilizar;

04) 2019: *"Elementos de Didática das Ciências Contábeis"*; ISBN: 978-65-80325-01-6; o livro apresenta elementos de Didática voltados para o desenvolvimento de habilidades e de competências exigidas nas profissões da área das Ciências Contábeis; além da aula expositiva, descreve dezessete outros métodos ou técnicas de ensino que o professor de disciplina de curso de graduação em Ciências Contábeis pode utilizar;

05) 2019: *"Elementos de Didática da Psicologia"*; ISBN: 978-65-80325-05-4; o livro apresenta elementos de Didática voltados para o desenvolvimento de habilidades e de competências exigidas nas profissões da área da Psicologia; além da aula expositiva, descreve dezessete outros métodos ou técnicas de ensino que o professor de disciplina de curso de graduação em Psicologia pode utilizar;

06) 2019: *"Elementos de Didática da Pedagogia"*; ISBN: 978-65-80325-04-7; o livro apresenta elementos de Didática voltados para o desenvolvimento de habilidades e de competências exigidas nas profissões da área de Pedagogia; além da aula expositiva, descreve dezessete outros métodos ou técnicas de ensino que o professor de disciplina de curso de graduação em Psicologia pode utilizar;

07) 2019: *"Elementos de Didática da Enfermagem"*; ISBN: 978-65-80325-02-3; o livro apresenta elementos de Didática voltados para o desenvolvimento de habilidades e de competências exigidas nas profissões da área de Enfermagem; além da aula expositiva, descreve dezessete outros métodos ou técnicas de ensino que o professor de disciplina de curso de graduação em Enfermagem pode utilizar;

08) 2019: *"Elementos de Didática da Medicina"*; ISBN: 978-65-80325-03-0; o livro apresenta elementos de Didática voltados para o desenvolvimento de habilidades e de competências exigidas na profissão de médico; além da aula expositiva, descreve dezessete outros métodos ou técnicas de ensino que o professor de disciplina de curso de graduação em Medicina pode utilizar;

09) 2019: *"Crônicas da Política Nossa de Cada Dia"*; ISBN: 978-65-80325-08-5; o livro é uma coletânea de crônicas políticas escritas de 2009 até 2019, extraídas dos livros "Páginas Recolhidas" lançado em 2009, de "Casos e Percepções de um Professor" de 2016, de "Outros Casos e Percepções", "Um Pouco da Minha Vida: Novos Casos e Percepções" de 2018, e de "Crônicas do Limiar de um Novo Ano" de 2019. As crônicas se encontram em sequência, de modo que é possível observar o avanço da história relatada;

10) 2019: *"Crônicas do Limiar de um Novo Ano"*; ISBN: 978-65-80325-10-8; o livro contém crônicas escritas nos dois últimos meses de 2018 e nos dois primeiros de 2019;

11) 2019: *"Saúde e Vida em Crônicas"*; ISBN: 978-65-80325-09-2; o livro é uma coletânea de crônicas a respeito de saúde e de formas e experiência de vida escritas de 2009 até 2019, extraídas dos livros "Páginas Recolhidas" lançado em 2009, de "Casos e Percepções de um Pro-

fessor" de 2016, de "Outros Casos e Percepções", "Um Pouco da Minha Vida: Novos Casos e Percepções" de 2018, e de "Crônicas do Limiar de um Novo Ano" de 2019.

12) 2019: *"Como Escrever Artigos Científicos, Dissertações e Teses"*, 2ª edição; ISBN. 978-85-913473-7-7; esta edição, ampliada (são quase 100 páginas a mais que a anterior), mostra como estruturar artigo acadêmico (seção a seção), dissertação ou tese, capítulo a capítulo; como evitar plágio; apresenta erros mais comuns de redação cometidos pelos estudantes;

13) 2019: *"Como Escrever Trabalhos de Conclusão de Curso (Graduação)"*, 2ª edição; ISBN: 978-85-913473-7-7; esta edição, ampliada (são quase 100 páginas a mais que a anterior), mostra como estruturar TCC, capítulo a capítulo; como evitar plágio; apresenta erros mais comuns de redação cometidos pelos estudantes;

LANÇADOS EM 2018

14) 2018: *"Elementos de Didática das Engenharias"*; ISBN: 978-85-455122-6-4; o livro apresenta elementos de Didática voltados para o desenvolvimento de habilidades e de competências exigidas nas profissões da área de Engenharia; além da aula expositiva, descreve dezenove outros métodos ou técnicas de ensino que o professor de disciplina de curso de graduação em Engenharia pode utilizar;

15) 2018: *"Elementos de Didática da Química"*; ISBN: 978-85-455122-7-1; o livro apresenta elementos de Didática voltados para o desenvolvimento de habilidades e de competências exigidas nas profissões da área de Química (bacharel e licenciado); além da aula expositiva, descreve dezenove outros métodos ou técnicas de ensino que o professor de Química pode utilizar;

16) 2018: *"Para Quem Gosta de Gerenciar"*; ISBN: 978-85-455122-8-8; o livro contém notas curtas que abordam tópicos de gerência (Habilidades do administrador, Força do capitalismo, Maquiavel e a mudança, Exemplos de persistência, Segredo da mestria, Quando Direito é prioridade, As fases de um projeto, A lei de Parkinson, Princípio de Pare-

to, Preço do pioneirismo, Como ficar rico?, Conceituando visão de futuro e 113 outras notas);

17) 2018: "*Mais Casos e Percepções de 2018*"; ISBN: 978-85-455122-9-5; o livro é uma continuação do livro "Casos e Percepções de um Professor" (publicado em 2016); contém crônicas escritas no segundo semestre de 2018;

18) 2018: "*Elementos de Didática da Matemática*"; ISBN: 978-85-455122-3-3; o livro apresenta elementos de Didática voltados para o desenvolvimento de habilidades e de competências exigidas nas profissões da área de Matemática (bacharel e licenciado); além da aula expositiva, descreve vinte e um outros métodos ou técnicas de ensino que o professor de Matemática pode utilizar;

19) 2018: "*Elementos de Didática da Física*"; ISBN: 978-85-455122-4-0; o livro apresenta elementos de Didática voltados para o desenvolvimento de habilidades e de competências exigidas nas profissões da área de Física (bacharel e licenciado); além da aula expositiva, descreve dezenove outros métodos ou técnicas de ensino que o professor de Física pode utilizar;

20) 2018: "*Elementos de Didática das Ciências Naturais*"; ISBN: 978-85-455122-5-7; o livro apresenta elementos de Didática voltados para o desenvolvimento de habilidades e de competências exigidas na Licenciatura de Ciências Naturais; além da aula expositiva, descreve dezenove outros métodos ou técnicas de ensino que o professor de matemática pode utilizar;

21) 2018: "*Elementos de Didática da Computação*"; ISBN: 978-85-913473-8-4; o livro apresenta elementos de Didática voltados para o desenvolvimento de habilidades e de competências exigidas nas profissões da área de computação; além da aula expositiva, descreve dezenove outros métodos ou técnicas de ensino que o professor de computação pode utilizar;

22) 2018: *"Para Ensinar Melhor"*; ISBN: 978-85-455122-2-6; o livro contém notas curtas que abordam tópicos de didática, docência superior, experiência didática;

23) 2018: *"Outros Casos e Percepções"*; ISBN: 978-85-455122-0-2; o livro é uma continuação do livro "Casos e Percepções de um Professor", publicado em 2016; contém crônicas escritas em 2017;

24) 2018: *"Um Pouco da Minha Vida: Novos Casos e Percepções"*; ISBN: 978-85-455122-1-9; o livro é uma continuação do livro "Casos e Percepções de um Professor", publicado em 2016; contém crônicas escritas em 2018;

25) 2018: *"Empreender é a Questão"*; ISBN: 978-85-913473-9-1; o livro apresenta elementos para o empreendedorismo, abordando os principais conceitos de interesse de quem pretende empreender.

LIVROS LANÇADOS ENTRE 2017 E 2009:

26) 2017: *"Como Escrever Artigos Científicos, Dissertações e Teses"*; ISBN. 978-85-913473-7-7; o livro mostra como estruturar artigo acadêmico (seção a seção), dissertação ou tese, capítulo a capítulo; como evitar plágio; apresenta erros mais comuns de redação cometidos pelos estudantes;

27) 2017: *"Como Escrever Trabalhos de Conclusão de Curso (Graduação)"*; ISBN: 978-85-913473-7-7; o livro mostra como estruturar TCC, capítulo a capítulo; como evitar plágio; apresenta erros mais comuns de redação cometidos pelos estudantes;

28) 2017: Adilson O. Espírito Santo; Alfredo Braga Furtado; Ednilson Sergio R. Souza (org.). *"Modelagem na Educação Matemática e Científica: Práticas e Análises"*. Belém: Açaí, 2017; ISBN: 978-85-6158-108-4; contém artigos produzidos pelos participantes do Grupo de Estudos em Modelagem Matemática (GEMM do PPGECM do IEMCI da UFPA) em 2016;

29) 2016: *"Tópicos de Modelagem Matemática"* (com Manoel J. S. Neto); ISBN: 978-85-913473-4-6; contém tópicos constantes das teses dos autores;

30) 2016: *"Casos e Percepções de um Professor"* (livro de crônicas; contém casos engraçados ou que levam a aprendizagem para a vida; contém percepções do autor); ISBN: 978-85-913473-5-3;

31) 2015: *"Questões de Concursos Públicos para Analistas de Sistemas"*; ISBN: 978-85-913473-2-2; preparatório para concurso público – contém mais de 300 questões de concursos públicos, com respostas e comentários, sobre os assuntos que constam dos programas de concursos para analistas de sistemas (assuntos das questões: engenharia de software, bancos de dados, redes de computadores, etc.); a maior parte das mais de 300 questões que constam do livro foi elaborada por mim mesmo para concursos públicos reais, de cujas bancas elaboradoras participei nos últimos anos; a propósito, com a publicação do livro, decidi não mais participar destas bancas; além das questões próprias, incluí também umas poucas questões do Enade (Exame Nacional de Desempenho) realizado pelo INEP/MEC e do POSCOMP (Sociedade Brasileira de Computação);

32) 2015: *"A Volta da Tartaruga Sapeca"* (livro infantil); ISBN: 978-85-913473-3-9;

33) 2013: *"Curso de Construção de Algoritmos (com Java)"* (com Valmir Vasconcelos); ISBN: 978-85-913473-1-5; todos os algoritmos construídos ao longo do livro são codificados em Java;

34) 2012: *"A Tartaruga Sapeca"* (livro infantil): ISBN: 978-85-913473-0-8;

35) 2010: *"Prática de Análise e Projeto de Sistemas"* (com Júlio Valente da Costa Júnior); ISBN: 978-85-61586-15-7; apresenta, em 496 páginas, conteúdo básico sobre engenharia de software (com UML); no fim de cada capítulo, lista de exercícios (incluindo questões do Enade e do POSCOMP) com respostas.

36) 2009: *"Páginas Recolhidas: Política, Educação, Administração, Artigos, Valores, Crônicas e outros temas"*; ISBN: 978-85-61586-08-9; crônicas sobre vários assuntos são reunidas no livro.

37) 1997: *"Catálogo do Curso de Bacharelado em Ciência da Computação"*. Furtado, A. B. & Abelém, A. (org.). Belém: Universitária/UFPA, 1997.

38) 1985: *"Programação Estruturada em COBOL"*. Rio de Janeiro: Campus, 1985. ISBN: 85-7001-193-8.

AQUISIÇÃO DE EXEMPLARES DOS LIVROS ACIMA

Exemplares dos livros em formato pdf (com exceção dos livros 15, 37 e 38) podem ser comprados diretamente com o autor: contatos pelo e-mail abf@ufpa.br ou por meio do www.abfurtado.com.br (é preciso informar nome completo e CPF; estes dados constarão do rodapé das páginas do pdf).

www.ingramcontent.com/pod-product-compliance
Lightning Source LLC
Chambersburg PA
CBHW032113280326
41933CB00009B/818